Hampi van de Velde

INTUITIVES TRANCE HEALING

LEBE DEIN LEBEN

BESUCHE MICH IM INTERNET

www.trancehealing.ch

Hampi van de Velde

INTUITIVES TRANCE HEALING

LEBE DEIN LEBEN

AUTOR
Hampi van de Velde, 6060 Sarnen, Schweiz

LAYOUT
Ganahl Kommunikation & Design, 6858 Bildstein, Austria

COVERFOTO
Samuel Büttler, Photographie, 6060 Sarnen

LEKTORAT, KORREKTORAT
Sabine Wagner, KoLibri Lektorat, 06128 Halle, Germany

VERLAG
SPIRIT BALANCE - Indie Publishing, 6060 Sarnen

ISBN
978-3-907195-07-9

Intro: Du bist, was du sein willst

Was käme dabei heraus, wenn du dir eine Eigenschaft wünschen könntest, die dir im Leben gefehlt hat? Eine Eigenschaft, die dir ermöglicht, zu tun, was du wirklich willst und zu sein, wer du wirklich bist. Was für eine Eigenschaft würdest du dir wünschen? Mut, Selbstvertrauen, Geduld, Weisheit oder Wissen? Wie wärst du als Mensch? Würdest du anders handeln als jetzt? Spontaner, offener? Oder würdest du alles genauso machen wie immer?

Wir sind in unserem Leben oft gezwungen, Eigenschaften zu leben, die gar nicht unsere eigenen sind. Eigenschaften, die wir als Kinder oder junge Erwachsene wie einen Stempel eingebrannt bekommen haben. Eigenschaften, die wir nicht loswerden und die uns daran hindern, zu leben, wie wir gerne leben möchten.

Wenn beispielsweise Mut nicht zu deinen Eigenschaften gehört, fällt es schwerer, den Chef um eine Gehaltserhöhung zu bitten oder eine hübsche Arbeitskollegin einen attraktiven Arbeitskollegen zum Essen einzuladen, als mit etwas Mut im Handgepäck des Lebens. Und ohne die dazugehörende Entschlusskraft, mutig zu werden, wird sich das nicht ändern, auch wenn man es sich noch so sehr wünscht.

Für mich ist klar. Sofern es mir möglich ist, möchte ich, in den Bereichen meines Lebens, die mir wichtig sind, tun und lassen, was ich will. Insbesondere, was mein alltägliches Sein und die Dinge betrifft, die ich tue. Wie ich lebe und was ich tue haben große Auswirkungen auf meinen Gemütszustand.

Ich bin dabei nicht wie ein Blatt im Wind und gebe mich meinen Launen hin. Als verantwortungsbewusster Mensch erfülle ich die Pflichten, die ich als solche anerkenne und sorge für mich und meine Lieben. Zudem ist mir bewusst, dass ich nicht ausbrechen und alles hinschmeißen kann, wenn ich keine Idee habe, wie ich in Selbstverantwortung meinen Lebensunterhalt verdienen kann.

Manchmal gibt es auch keine Alternative zum Bestehenden, weil zu viele Dinge dagegen sprechen oder ich nicht bereit bin, den Preis zu bezahlen oder die Konsequenzen zu tragen. Das muss ich akzeptieren. Über Dinge, die ich nicht ändern kann, brauche ich mir den Kopf nicht zu zerbrechen. Doch die Dinge, die sich ändern lassen, kann und sollte ich ändern.

Wenn ich mir keinen neuen Job aus dem Hut zaubern kann, weil es keine Stellenangebote gibt, die meinen Fähigkeiten entsprechen, kann ich dennoch reflektieren, was für Fähigkeiten ich bereits besitze und einen Weg finden, wie ich die, für eine andere Aufgabe fehlenden Fähigkeiten, erlangen kann. Oder über den Tellerrand blicken und nachforschen, was aus heutiger Sicht die mögliche Alternative wäre. Anders ausgedrückt, ich versuche, meine Träumen zu verwirklichen, indem ich tue, was mir möglich ist, statt daran zu verzweifeln, was alles nicht möglich ist.

Wenn ich das nicht tue, meine Träume nicht verwirkliche, bin ich nämlich nicht ich. Eine zusätzliche Eigenschaft zu erhalten, die mir ermöglicht, zu tun, zu sein oder zu werden, was ich mir in meinem Innersten wünsche, will ich darum unbedingt. Weil es Auswirkungen auf meine Lebensqualität und unter Umständen meinen Gesundheitszustand hat. Wenn ich meine Lebenswünsche über einen längeren Zeitraum unterdrücke, macht mich das nämlich krank.

Meine Lebensqualität leidet, wenn ich jeden Morgen widerwillig aus dem Bett krabble, mich in Klamotten quetsche und zu einer Arbeit fahre, die mir widerstrebt. Sie leidet, wenn ich Tage und Nächte mit Menschen zusammen sein muss, mit denen ich nicht zusammen sein will. Die Lebensqualität leidet auch, wenn ich nicht den Mut aufbringe, die mir widerstrebende Arbeit zu kündigen oder für mich einzustehen.

Versetze dich einmal in deine Kindheit zurück. Nimm dir die Zeit. Am besten in eine Situation deiner Vergangenheit, die dich sehr geprägt oder traumatisiert hat. Führe dir diesen Moment vor Augen und denke dir eine Eigenschaft dazu, die dir in dem damaligen Moment geholfen hätte. Wäre dein Leben ab dem Moment nicht anders verlaufen? Wie wäre es verlaufen? Was oder wer wärst du heute?

Vielleicht findest du solche Gedankenspiele müßig. Geschehen ist geschehen, das Leben ist verlaufen, wie es ist und du bist, wie du bist. Das stimmt. Doch lass mich dir eine kleine Geschichte aus meinem Leben erzählen. Über ein Erlebnis, das mich mehr geprägt hat, als ich mir eingestehen wollte. Es ist mitverantwortlich dafür, wer ich heute bin und was ich tue. Dieses Schlüsselerlebnis ist mir erst kürzlich wieder bewusst geworden.

Ich war damals, als es geschah, der kleinste und schwächste Schüler in der vierten Klasse. Mein damaliger Lehrer war streng und nicht sonderlich freundlich. Jedenfalls nicht zu mir. Vielleicht war es mein holländischer Name oder weil ich Ausländer war. Ich hatte oft Angst, zur Schule zu gehen. Einerseits, weil besagter Lehrer mich gelegentlich vor der Klasse bloßstellte und andererseits, weil er damit die stärkeren Jungen dazu animierte, es ihm gleichzutun. Obschon, Gott sei Dank, nicht alle Kinder und Lehrer so waren.

In unserer Klasse gab es zwei Jungs, die sich einen Spaß daraus machten, mich zu jagen und eines Tages hetzten mich die beiden wie ein Tier durchs Viertel. Die Bilder der Jagd sind noch immer in meinem Kopf. Wenn ich mich erinnere, sehe ich mich um einen Wohnblock rennen, den einen Jungen im Nacken und den anderen von der entgegengesetzten Seite her auf mich zukommend. Beide mit Luftgewehren bewaffnet.

Ich konnte mich nicht wehren und gab vor, bei dem makabren Spiel mitzuspielen. Ich wollte die zwei nicht verärgern. Ich hoffte, dadurch den Federbolzen aus ihren Gewehren zu entkommen. Was leider nicht der Fall war. Ich entwickelte aber in dem Moment eine Überlebensstrategie. Eine ungewollte Eigenschaft. Durch mein „Mitspiel-Verhalten", getrieben von der Angst, chancenlos zu sein, versuchte ich, durch Anpassung in Ruhe gelassen oder wenigstens nicht verprügelt zu werden. Ich freundete mich mit den beiden an. Ich dachte, wenn die starken Jungen meine Freunde wären, würde sich etwas ändern. Ich wäre dann sicher. Den Mut, es meinen Eltern zu sagen oder jemand anderen um Hilfe zu bitten, konnte ich nicht aufbringen.

Stelle ich mir heute vor, welche Eigenschaften mir damals geholfen hätten, kommen mir Mut zur Offenheit und Kampfbereitschaft in den Sinn. Mit diesen beiden Eigenschaften wäre ich nicht vor den Größeren davongelaufen, sondern hätte mich ihnen gestellt. Natürlich hätten sie mich verprügelt, sie waren größer, stärker und zu zweit. Das haben sie aber eh gemacht, ob ich nun fortgelaufen bin oder nicht. Ich hätte den beiden aber zeigen können, wie sehr ich sie verabscheue, weil sie Freude empfanden, Schwächere zu plagen.

In meinem weiteren Leben hatte ich oft das Gefühl, ich müsse mich jemandem „anhängen", der stärker ist oder mehr Durchsetzungsvermögen besitzt als ich. Weil ich mich als zu schwach empfand und mich nicht traute, für mich einzustehen. Die „Stärkeren" konnten lange Zeit mit mir machen, was sie wollten. Im Sport, Beruf und im Vereinsleben traute ich mich kaum, mich zu wehren und sagte viel zu oft Ja statt Nein.

Die mir damals fehlenden Eigenschaften habe ich mir in den letzten Jahren zu eigen gemacht und mit Intuitiver Trance Arbeit fest in meinem Energiefeld verankert. Heute stehe ich zu mir, sage, was ich denke, führe gerne Auseinandersetzungen und stehe dabei für mich und andere ein. Und als eines schönen Tages ein wildfremder Mann begann, mich ohne ersichtlichen Grund zu provozieren, wurde ich als gestandener Erwachsener sogar noch einmal vor die Wahl gestellt, klein beizugeben und davonzulaufen oder mich dem Mann auf adäquate Weise entgegenzustellen. Ich war froh, dass Freunde zugegen waren, die mich unterstützten und Schlimmeres verhinderten.

Diese Geschichte aus meiner Kindheit ist ein Beispiel, das zeigt, wie Eigenschaften, die wir unfreiwillig in uns manifestiert haben, uns daran hindern, frei zu leben. Die erlebten Provokationen als gestandener Erwachsener belegen, dass sich Trauma-Situationen wiederholen, egal, wie lange das Geschehnis her ist. Ein unverarbeitetes Trauma taucht immer wieder auf, insbesondere dann, wenn wir uns verändern. Denn kurz bevor sich eine Veränderung - eine neue Eigenschaft - in einem Menschen manifestiert, kommt alles noch einmal hoch.

Neue Eigenschaften zu wählen und ins Leben zu integrieren, macht Sinn. Meine jetzige Lebenssituation zeigt mir das deutlich. Ich habe damit für mich belegt, dass meine als Erwachsener frei gewählten Eigenschaften mich und mein Leben verändern und dabei unterstützen, der zu sein, der ich sein will.

Wirf jetzt aber nicht gleich alles über Bord. Du brauchst dir auch keine Liste unerwünschter Eigenschaften zu machen. Deine Prägungen kommen nicht von ungefähr und einige heute unerwünschte Eigenschaften sind nicht so schlecht. Prägungen sind nämlich nicht nur Trauma oder schlecht, sondern zugleich Ressource und hilfreich. Du hast dich wegen und dank deiner Traumata individuell entwickelt.

Als Kind kannst du nichts dafür, wenn du klein oder schwach bist und hast in unangenehmen Lebenssituationen wenig Wahlmöglichkeit. Auch kannst du nichts für die Begrenztheit deiner Lehrer und Eltern. Rückblickend können wir nämlich erkennen, dass unsere Eltern nur begrenzt „schuldig“ sind. Wie hätten sie uns beibringen können, dass wir freie Wesen mit eigenem Willen und Kräften sind, wenn ihnen ihr eigenes Wesen nicht bewusst war?

Wesentlicher ist, dass dir heute klar ist, dass es anders geht und, dass du unbegrenztes Potenzial in dir trägst. Potenzial, das dir ermöglicht, alle deine unerwünschten Eigenschaften zu transformieren. Du kannst der Mensch sein, der du gerne bist. Du kannst alles tun und lassen, was du willst. Es gibt niemanden, der dich daran hindert, außer du selber.

Wenn du der Meinung bist, dass alles gut ist, wie es ist und das Geschwafel von „sich verwirklichen" in die Abteilung für Kuschelesoterik gehört, leg dieses Buch wieder zur Seite. Wenn du Power in dir spürst, dich fragst, wie du deine Träume - auch im gesetzten Alter - heute noch verwirklichen kannst, lies weiter. Dieses Buch zeigt auf, wie du durch Intuitives Trance Healing dein Potenzial entfaltest. Ob du deinen Weg mit dem neuen Wissen gehst, ist dir überlassen. Wie dir jede Entscheidung überlassen wird.

Dein Selbst zu leben, wirkt sich nicht nur auf deine Arbeit und deine kreativen Tätigkeiten aus. Es hat Auswirkungen auf deine innere Haltung, deinen Körper, die Vitalität, deine Gesundheit, deine Partnerschaften, Beziehungen und dein Liebesleben. Es beeinflusst dein gesamtes Sein in diesem und - je nach Glauben - in den nächsten Leben. Dein Selbst zu leben, wirkt sich auf jeden Atemzug und jeden Herzschlag aus. Denn wofür schlägt dein Herz? Warum atmest du? Warum bist du überhaupt auf dieser

Erde? Vielleicht, weil es zu deiner Aufgabe auf diesem Planeten gehört, dein Selbst zu entdecken und zu leben?

Trance Healing ist die Reise nach Innen, in dein tiefstes Inneres. Dabei gelangst du, wenn du es zulässt, in einen heilenden Trance-Zustand. In diesem Zustand ermöglichst du einem Geistwesen, dein Energiefeld zu nutzen, damit er körperliche und mentale Heilung geschehen lassen kann. Intuitives Trance Healing ist die Weiterentwicklung der Trance Healing Techniken.

Beim Intuitiven Trance Healing geht es neben dem Heilen auch darum, unser inneres Wesen zu entdecken, das alte Selbstbildnis zu löschen und unserem Selbst zu ermöglichen, sich auf die ureigene, individuelle Art und Weise auszudrücken. Sei es mit Schreiben, Sprechen, Singen, Musizieren, Kochen, Tanzen, Haare schneiden, Malen, Gärtnern, Massieren, Pflegen, Beraten, Schreinern, die Sexualität ausleben, Sport treiben oder anderem. Es gibt so viele Ausdrucksarten, wie es Menschen gibt. Wenn eine Million Menschen aus ihrem innersten Selbst heraus malen, entstehen eine Million verschiedene Bilder. Jeder Mensch ist einzigartig.

In den bald dreißig Jahren, in denen ich mich mit der geistigen Welt und ihren Bewohnern befasse, bin ich mehr und mehr zum Schluss gekommen, dass es am Ende immer nur darum geht, sein Selbst auszudrücken. Dass es das Ziel eines jeden Menschen auf diesem Planeten ist, sich zu leben und die in uns schlummernde, ureigene Schöpferkraft, in irgendeiner Weise zum Ausdruck zu bringen. Auch Quantenphysiker teilen seit einigen Jahren die

Ansicht, dass der Mensch seine Realität jederzeit selber erschafft. Du und ich also die göttlichen Schöpfer unseres eigenen Lebens sind (Quelle: Jorg Starkmuth, „Wie das Bewusstsein die Realität erschafft").

Das hat mit Egoismus nichts zu tun, wenn man sich auf sein inneres Selbst fokussiert und seine ureigenen Wünsche verwirklichen will. Das Gegenteil ist der Fall. Dieser Vorgang wirkt nicht nur auf einen selber, sondern auch auf Mitmenschen in hohem Maße heilend.

Das Intuitive Trance Healing hat sich aus meiner Arbeit als Heilmedium und Lehrer für Trance Healing und Trance Medialität heraus entwickelt. Es ist keine Kopfarbeit, sondern ein Zusammenspiel all der verschiedenen Techniken und Methoden, die ich im Laufe der Jahre erfahren durfte. Da immer wieder neue Erfahrungen dazukommen und umgehend mit einfließen, entwickelt sich die Methode laufend weiter. Dadurch ist sie lebendig und beweglich.

Intuitives Trance Healing verbindet Traditionelles aus Vergangenheit und Gegenwart zu einer neuen Tradition der Veränderbarkeit. Nichts in uns ist starr und so festgefahren, dass es sich nicht ändern ließe. Die Veränderung - und somit die Entwicklung des Selbst - ist die einzige Konstante im Leben. Davon können wir ausgehen und darauf können wir bauen.

Ich wünsche mir, dass du Intuitives Trance Healing mithilfe dieses Buches ausprobierst und mit deinen eigenen Erfahrungen verknüpfst. Beginne damit, zu experimentieren und finde dein eigenes Intuitives Trance Healing. Setze um, was aus dir entsteht. Nimm dabei die Stolpersteine deines Lebens als Bausteine und baue dir daraus dein Haus. Intuitives Trance Healing unterstützt dich dabei und darin, dich selber zu finden, deinen eigenen Weg zu gehen und dein Innerstes zum Ausdruck zu bringen. Wenn du das kannst, dann bist du, was du sein willst. Das ist die Meisterschaft im Übersinnlichen, nichts weniger.

Für diese Meisterschaft gibt es keine Medaille, keinen Pokal und kein Preisgeld. Der Lohn sind Selbstzufriedenheit und innerer Frieden. Zwei gute Freunde, die sich im Innen finden und im Außen spiegeln. Yin und Yang in ihrer unzertrennlichen Einheit, dein rechtes und linkes Auge und der gemeinsame Blick auf das Licht in deinem Herzen.

Viel Freude bei der Lektüre und den Übungen.

Hampi van de Velde

Kapitel 1: Gnothi seauton – Erkenne dich selbst

Die Selbstwahrnehmung ist einer der Schlüssel zu unserem Glück. Uns selbst zu erkennen, eine große Herausforderung. Nicht erst im einundzwanzigsten Jahrhundert! Hast du die Worte „Gnothi seauton“ schon einmal gehört? Das ist Griechisch, bedeutet so viel wie „Erkenne dich selbst!“ und ist eine vielzitierte Inschrift aus dem Apollotempel von Delphi, dem Sitz des Orakels von Delphi. Die Inschrift war ursprünglich als Mahnung an den Menschen gedacht, nicht in Selbstüberschätzung zu verfallen. Als Urheber der Aufforderung zu menschlicher Selbsterkenntnis galt in der Antike der Gott Apollon selbst. Strittig war aber, welcher Mensch den Spruch zuerst geäußert hat. Gemäß Wikipedia wird meist Chilon von Sparta als derjenige angesehen, der die Aussage gemacht hat. Mach dir aber bitte keine Gedanken, wenn du Chilon von Sparta nicht kennst. Ich habe ihn erst kürzlich und rein zufällig kennengelernt. Er lebte circa fünfhundertfünfzig vor Christus und war spartanischer Ephor und Verfassungsreformer und galt (nach Platon) als einer der Sieben Weisen des antiken Griechenlands. Ein Ephor ist ein Verwaltungsbeamter und die Sieben Weisen sind eine von der Nachwelt so bezeichnete Gruppe von Persönlichkeiten des öffentlichen Lebens in der griechischen Antike (spätes siebtes und sechstes Jahrhundert v. Chr.).

Forscht man nach, finden sich verschiedene Deutungen zu den Worten der Inschrift „Gnothi seauton“. Mehrfach ist die Rede von der Begrenztheit und Hinfälligkeit des Menschen, im Gegensatz zu den Göttern und der

Selbstüberschätzung des Menschen in Bezug auf seine individuellen Möglichkeiten. Es finden sich aber auch Beschreibungen, dass Selbsterkenntnis im Menschen die Ansicht eröffne, er sei Teil der Natur. Er soll darum in Bescheidenheit und Übereinstimmung mit der Natur leben. Das ist hochaktuell, insbesondere hinsichtlich der Lebens- und Ernährungsthematik. Wir sind, wie wir leben und was wir essen.

Eine spannende Entwicklung nahm der Gedanke der Selbsterkenntnis mit dem griechischen Philosophen Platon. Für Platon stand der Aspekt im Vordergrund, dass der Mensch Wissen um das eigene Nichtwissen erlangen solle. Das Bemühen um solche Selbsterkenntnis war für Platon ein Bestandteil seiner Sorge um die Seele, deren Wohlergehen davon abhänge, dass sie Tugend (gute Eigenschaften) kultiviere.

Das machte die Selbsterkenntnis zum Ausgangspunkt für eine Einsicht in die Entwicklungsmöglichkeiten des Menschen – dank der überirdischen Herkunft und Natur der Seele. Das ist also nicht erst seit der New-Age-Bewegung in den USA und des Esoteriktsunamis in den späten 1970er-Jahren ein Thema. Platons Gedankengut wurde im vierten Jahrhundert vor Christus verbreitet. Platons Auffassung zufolge, besagt das „Gnothi seauton“, der Mensch solle sich als das erkennen, was er ist, nämlich eine „den Körper bewohnende und gebrauchende unsterbliche und gottähnliche Seele“.

Die späteren Anhänger Platons, die Neuplatonier, bezogen und deuteten die Forderung der delphischen Maxime,

„Gnothi seauton - Erkenne dich selbst", als Aufforderung zur Selbsterkenntnis der Seele. Nicht in der Außenwelt sei die erlösende Wahrheit zu finden, sondern in der Besinnung der Seele auf sich selbst.

Diese Worte sind Balsam für meine Ohren. Sie zeigen, dass sich der bewusste Mensch seit jeher mit der inneren und nicht nur mit der äußeren Wahrheit beschäftigt. Dass Esoterik - die Suche nach der inneren Wahrheit - etwas ist, das schon die Denker der Antike in ihren Bann gezogen hat. Die New-Age- und Esoterikszene ist demnach keine Zeitgeisterscheinung, sondern die logische Entwicklung des menschlichen Geistes, die eine Einsicht hervorbringt, dass sich jeder Mensch, früher oder später, mit seiner inneren Wahrheit beschäftigt.

Aber wie erkenne ich mich selbst? Auch hier gehen die Meinungen auseinander. Einige sagen, dass man sich nur im Auge des anderen wirklich sieht. Es sei unmöglich, sich selber zu sehen. Was soviel heißt wie, du sollst dein Gegenüber fragen, wie es dich sieht, damit du weißt, wer du bist. Eine weitere Meinung ist, dass du dein Gegenüber gut anschauen sollst, wenn du dich selbst sehen willst, da dein Außen - und somit dein Gegenüber - lediglich ein Spiegelbild deines Inneren ist. Ist dein Gegenüber ein Idiot, bist demnach du ein Idiot.

Ich gehe davon aus, dass wir Mensch und Geist sind. Meine physischen (menschlichen) Augen also die äußere Erscheinung eines Menschen sehen. Meine emotionalen und geistigen Wahrnehmungen erkennen, wie mein Gegenüber innerlich funktioniert. Seine Seele - wie auch die meine -

sehe ich nicht. Was den anderen Menschen und mich am Leben erhält, ist unsichtbar. Ebenso wie der Grund seines Daseins. Diesen kann ich weder sehen noch fühlen. Ich sehe und fühle lediglich einen anderen Menschen und seinen Geist. Dadurch erkenne ich mich selber, weil ich im anderen nur das sehe, was ich in mir erkenne.

So funktioniert das Gesetz der Resonanz. Wie wir in den Wald rufen, so schallt es hinaus. Dabei sagt Volksmund auch: „Wir sehen nur, was wir sehen wollen." Aber beziehe ich das Unsichtbare, die Seele des Gegenübers, in die Betrachtung mit ein, erkenne ich immer auch das Große in mir. Somit sind weder mein Gegenüber noch ich jemals ein Idiot, sondern das Idiotentum lediglich einer unserer Aspekte und mein innerstes Wesen gar göttlich und gut. Wesentlicher ist sowieso die Absicht, weswegen eine „idiotische" oder „nicht idiotische" Handlung begangen wird. Denn ob eine Handlung unklug ist oder nicht, liegt in der Sichtweise des Betrachters.

Wenn ich jemanden oder etwas anschaue, dann entscheidet ein Gefühl in mir, ob mir das, was ich sehe oder wahrnehme, gefällt oder nicht. Das Gefühl ändert sich, je nachdem, was für Informationen ich dazu erhalte. Ein Autofahrer, der innerorts mit hundertzwanzig Sachen über die Hauptstraße brettert, ist mir nicht unbedingt sympathisch. Er gefährdet andere Verkehrsteilnehmer und sich selbst. Erfahre ich, dass der Autofahrer dadurch einen Menschen vor dem Verbluten rettete, weil er diesen rechtzeitig ins Krankenhaus bringen konnte, ändert sich meine Wahrnehmung. Der Fahrer hatte offenbar einen guten Grund für sein Verhalten und wird mir sympathisch.

Wenn ich mich selber betrachte, oder das, was ich in meinem Leben getan habe, kann ich mich dafür geißeln - wenn es mir nicht gefällt - oder den Grund für mein Verhalten in bestimmten Situationen betrachten und mir dadurch verzeihen. Manchmal können wir auch nicht anders. Manchmal sind wir wie „fremdgesteuert". Das hören wir aber nicht gern, denn wir lieben die Kontrolle.

Um uns und unsere Handlungsweisen ein wenig besser zu verstehen, visualisieren wir in der gleich folgenden Achtsamkeitsübung prägende Begebenheiten unseres Lebens und beobachten, wie es sich anfühlt, wenn wir diese Begebenheiten noch einmal vor unserem inneren Auge betrachten.

Nehme ich zum Beispiel meine einleitende Geschichte mit den beiden Jungen, die mich hetzten, als eine solche prägende Begebenheit, krame ich in der Übung diese Erinnerungen hervor, beobachte innerlich die Szenen und fühle nach, was damals in mir vorgegangen ist. Dabei werte ich mein damaliges Verhalten nicht als meinen oder ihren Fehler. Ich betrachte lediglich den Erinnerungsfilm und beobachte die dabei auftauchenden Gefühle.

Ich habe übrigens einen der beiden Jungen vor einiger Zeit als Erwachsenen wieder getroffen. Das hatte die Erinnerungen an unsere gemeinsamen Erlebnisse erst wieder aus dem Tal der Vergessenheit geholt. Aus dem „bösen" Jungen ist ein verantwortungsvoller Familienvater geworden, der offen und verständnisvoll mit seinen Mitmenschen umgeht. Wir stellten fest, dass die erwähnten Erlebnisse uns beide ähnlich geprägt haben. Auch er hat daraus gelernt, Schlüsse gezogen und sein Verhalten durch das erfahrene Wissen angepasst. Einige seiner und meiner heutigen Eigenschaften haben sich aus der eingangs erwähnten Begebenheit heraus entwickelt.

Das Visualisieren deines neuen Lebens

Wir versetzen uns während dieser Übung in unsere Kindheit und reisen ein wenig durch unser Leben. Wir suchen eine oder mehrere prägende Situationen aus, die wir erlebt haben, und tauchen in sie ein. Den aus uns entstehenden Erinnerungsfilm – mit uns in der Hauptrolle – lassen wir vor unserem geistigen Auge ablaufen und beobachten dabei die Bilder und unsere auftauchenden Gefühle. Da wir das (Lebens)Drehbuch geschrieben haben und Regie führen, schenken wir dem Hauptdarsteller der Geschichte, innerhalb der prägenden Situation, eine neue oder andere Eigenschaft, die wir damals gerne gehabt hätten und dank der die Geschichte anders ausgegangen wäre.

Dann reisen wir durch unser Leben, von dem Moment des Geschehnisses bis heute und schauen uns an, was sich alles verändert. Wie ich schon in der Einleitung fragte, was oder wer wärst du heute? Wie wäre deine Schulzeit verlaufen? Wie deine Ausbildung? Wie dein Berufsleben? Mit wem wärst du heute zusammen? Mit wem nicht mehr? Wo würdest du wohnen? Welche Reisen hättest du unternommen?

Lass dich auf die Übung ein. Es macht Spaß. Als Kind hast du imaginäre Reisen oder Spiele nämlich andauernd visualisiert. Da hast du dich als Held gesehen, den Klassenkotzbrocken vermöbelt, das Mädchen mit den blonden Zöpfen geküsst und dem Lehrer einen Streich gespielt. Du bist um die Welt geflogen, hast bedrohte Tierarten gerettet, den langweiligen Lehrer mit einem Supervortrag an die Wand geklatscht und mit dem hübschen Jungen aus der siebten Klasse geflirtet. Als Kind war es normal, so zu denken. Fantasie hat man dazu gesagt und Fantasie ist es noch heute.

Fantasie hat dich damals beflügelt und später nicht wenige Menschen - die es zugelassen haben - ins Glück geführt. Werde heute wieder zum Kind und reise durch die innere Welt deiner Erfahrungen. Achte darauf, wie du dich fühlst - mit oder ohne eine bestimmte Eigenschaft. Fühlst du dich innerlich besser, wenn du Situationen deines Lebens neu erleben und dabei entschlussfreudiger, mutiger, ehrlicher, offener, unternehmungslustiger, toleranter, geduldiger oder verständnisvoller bist? Probiere es aus. Fange an, zu forschen. Lerne, dich selbst zu erkennen. Denke dabei, was Jesus gesagt haben soll: „Wahrlich, ich sage euch: Wenn ihr nicht umkehrt und werdet wie die Kinder, so werdet ihr nicht ins Himmelreich kommen." (Quelle: Matthäus Evangelium https://www.bibelwissenschaft.de/bibeltext/Mt18/)

Übung: Dein Lebensfilm

Such dir ein ruhiges Plätzchen, schalte Störfaktoren wie Telefon, Radio oder Ehemann aus und setz dich gemütlich hin. Nimm einen tiefen Atemzug und komm bei dir an.

Schließe die Augen, lege den Fokus auf dein Inneres und entspanne dich mit jedem Ausatmen mehr und mehr.
Führe dir deinen Alltag vor Augen – mit Familie, Freunden, Arbeitsplatz, den vielfältigen Verpflichtungen und was du heute alles noch erledigt haben willst. Es ist alles da und hat seine Wichtigkeit in deinem Leben.
Jetzt, in diesem Moment, bist aber nur du wichtig und alles andere gleichgültig. Alle deine Wichtigkeiten werden nach der Übung noch da sein und während der Meditation brav auf dich warten. Du kannst vertrauensvoll loslassen.

Achte auf deinen Atem, wie er in dich strömt und aus dir fließt. Der stete Wechsel von Spannung und Entspannung. Mit jedem Ausatmen entspannst du dich ein wenig mehr, mit jedem Einatmen erhältst du weit mehr Energie und Kraft, als du dir vorstellen kannst. Über deinen Atem bist du mit allem verbunden, das dich im Moment umgibt, was dich in der Vergangenheit begleitet und geprägt hat und was dir in Zukunft begegnen wird. Atme alles ein und wieder aus. Alle Eindrücke und Gefühle, alle Emotionen und Gedanken, alles, was dir je geschehen ist.

Es gibt nichts, was du vor dir verstecken, verdrängen oder verheimlichen sollst. Alles gehört zu dir, ist Teil deines Wesens und macht dich aus. Auch wenn die Erinnerung dich traurig macht, du dich vor den Bildern traumatischer Erlebnisse fürchtest, lass diese Bilder aufsteigen und atme sie ein und wieder aus. Sie gehören zu dir, genau wie all die schönen, herzöffnenden Erlebnisse zu dir gehören, die gleichermaßen in dir hochsteigen. Alle diese Erinnerungen sind geschehen, sind Vergangenheit und werden niemals in der gleichen Form wiederkehren. Was hinter dir liegt, ist vorbei, was vor dir liegt, kommt noch auf dich zu und was gegenwärtig ist, die Quintessenz deines Lebens, bestimmt - wenn du dein Leben annimmst -, was dir in deiner Zukunft zufällt.

Nimm dein Leben an, wenn du einatmest, wie du dir lieb gewordene Kinder annimmst und lass alles Erlebte beim Ausatmen los, wie du erwachsen gewordene Kinder loslässt, die festzuhalten unmöglich sind. Freue dich über das Erlebte, schwelge im Paradies der Erinnerungen, das nichts und niemand je zerstören kann und fürchte dich nicht vor dem Loslassen in der Gegenwart. Jede deiner Erinnerungen, alle Erfahrungen deines Lebens und alle damit verbundenen Gefühle sind für immer und ewig in deinem Wesen, deiner Energie gespeichert.

Bitte deinen Geist darum, ein prägendes Erlebnis deiner Kindheit in dir aufsteigen zu lassen. Eine Begebenheit, die deine Entwicklung maßgebend beeinflusst und das Erfüllen eines deiner inneren Wünsche verhindert hat. Geh so weit zurück, wie du kannst. Vielleicht sogar zum ersten Schlüsselgeschehnis deines Lebens, das dir die Möglichkeit der freien Entscheidung genommen hat. Lass die Erlebnisse, wenn du kannst, wie einen Film vor deinem geistigen Auge durchziehen. Wenn das nicht geht, dann denke an die Erinnerung und erlaube dir, die Gedanken dazu hochkommen zu lassen, was dieses Erlebnis in deinem Leben alles mitgeprägt hat. Lass nun diesen Teil deiner Lebensgeschichte ein wenig auf dich wirken und beobachte, wie du dich heute - in diesem Moment - fühlst, wenn du an das Erlebte denkst.

Nutze die Fähigkeit deines Wesens zur Fantasie und stelle dir eine Eigenschaft vor, die die Folgen deines dich prägenden Erlebnisses völlig verändert hätte. Eine Eigenschaft, die dir damals gefehlt hat. Eine Eigenschaft, die dir vielleicht sogar im gegenwärtigen Leben ab und an guttun würde, wenn du sie haben könntest.

Stelle dir nun vor, wie dein Leben mit dieser anderen, neuen Eigenschaft abgelaufen wäre. Wie wäre die Beziehung zu deinen Eltern und Geschwistern gewesen? Wie die Bindung zu deinen Großeltern? Wie wäre deine Kindheit verlaufen? Wie deine Ausbildung? Welche Hobbys hättest du ausgeübt? Welchen Beruf gewählt? Wer wäre dein bester Freund, deine beste Freundin geworden? Wen hättest du vielleicht geheiratet? Welche Beziehung zu einem Menschen oder Partner hättest du auf keinen Fall abgebrochen? Welchen Menschen wärst du aus dem Weg gegangen? Wie würdest du dich mit dieser Eigenschaft, die dein Leben in eine ganz andere Richtung gelenkt hätte, wahrnehmen?

Lass das alles auf dich wirken. Beobachte deine Gefühle und Bilder. Lass diesen anderen, neuen Lebensfilm vor deinem geistigen Auge spielen. Denke dir den Film und stelle dir alles ganz genau vor. Wie geht es dir dabei? Wie fühlst du dich jetzt? Wie fühlst du dich, wenn du deinen Wunsch erfüllt, dein Leben anders gelebt, dein Wesen mit dieser anderen Eigenschaft ausgestattet hast? Was oder wer wärst du heute? Atme deinen Film, nimm ihn in dir auf, als ob es genau so und nicht anders gewesen wäre.

Nimm dir genügend Zeit für die Vorstellung deines anderen, neuen Lebens. Verlasse das Kopfkino nicht zu früh, schau dir deinen Film bis zur letzten Sekunde an, erfahre ihn bis zum letzten gefühlten Atemzug, tauche in die Details ein, beobachte, was sich alles verändert hätte - und verändern würde -, wenn du diese Eigenschaft in deiner Realität annehmen würdest. Du kannst das. Es ist DEIN Film, DEINE Vorstellung und DEIN Happy End. Nimm dir Zeit dafür und nimm dir Zeit für dich.

Nun kommst du mit der Aufmerksamkeit langsam wieder zu dir zurück. Ganz sanft, ohne Eile. Genieße noch die letzten Atemzüge in der Vorstellung deiner inneren Welt und fange an, dich zu bewegen. Bewege die Finger, die Füße, strecke die Arme, die Beine und nimm einen tiefen, körperlichen Atemzug, bevor du die Augen öffnest und mit der Aufmerksamkeit wieder ins Außen gelangst. Trink ein Glas Wasser und komm wieder in deiner Außenwelt an.

Wie geht es dir? Hat es Spaß gemacht? Hast du dich in deinem Leben und danach in deinen Visionen wiedergefunden? Ich sage absichtlich Visionen und nicht Vorstellungen. Wenn du es schaffst, mit aller Intensität deines Wesens, in Bilder und Eigenschaften einzutauchen, geht das über die Vorstellung von etwas hinaus. Dann hat es die Kraft, sich in der Realität zu manifestieren. Denn all die gewünschten, veränderungsfördernden Eigenschaften trägst du bereits in dir.

Wer sagt uns eigentlich, dass wir unsere Träume und Wünsche im „richtigen“ Leben nicht erfüllen können? Sei ehrlich mit dir. Du kannst vor dir selbst eh nichts verheimlichen. Höchstens verdrängen und das ist selten gut. Was du mit aller Kraft verdrängst, manifestiert sich im schlechtesten Fall in deinem Umfeld und deinem Körper. Als Rückenschmerzen, Magengeschwür oder Dauermigräne. Verdränge darum nicht, was oder wer du bist und entscheide dich dafür, die eine oder andere Eigenschaft anzunehmen. Du nimmst dich dadurch ernst.

Gehörst du zu den Menschen, die resigniert aufgeben, weil deine Wünsche, vom neuen Lebenspartner bis zum Lottogewinn, die du anleitungsgerecht im Universum bestellt hast, nie eingetroffen sind? Weißt du, warum dem so ist? Weil du dich der Macht deiner Fantasie nicht bewusst bist. Gib dich deiner Fantasie hin. Lass innerlich die Fantasie zu Realität werden, indem du Gefühle und Emotionen zulässt, die dabei hochkommen. Fantasie funktioniert nämlich nur, wenn wir Gefühle und Emotionen zulassen.

Schwelgen wir in der Vergangenheit und kramen schöne und unschöne Begebenheiten hervor, sind unsere Emotionen, die wir dabei empfinden, das Besondere daran. Emotionen haben wir nur, wenn etwas echt ist. Sind wir in Situationen emotionslos, sind die Situationen nicht echt. Begebenheiten, die uns kaltlassen, die wir emotionslos hinnehmen und abgestumpft über uns ergehen lassen, sind die schwere Decke über den Empfindungen des Lebens. Hier sind Depressionen und Burnout zu Hause. Hier macht Leben keinen Spaß. Wo Emotionslosigkeit herrscht, da sind die Menschen schon gestorben, lange, bevor ihr Körper das Zeitliche segnet.

Wenn du die Fähigkeit wiedererlangst, in deiner Fantasie zu visualisieren, was du dir wünschst und dabei dank deiner Emotionen die Wünsche körperlich empfindest, hat das Auswirkungen in der Realität. Besteht also die Möglichkeit, dass deine Wünsche sich in deinem Leben, in deiner Realität manifestieren. Umgekehrt ist es ja auch der Fall.

Hast du beispielsweise in Partnerschaften diverse Enttäuschungen durchgemacht, die in dir starke emotionale Empfindungen ausgelöst haben, tauchen diese Empfindungen in Form von Angst bewusst oder unbewusst immer wieder auf. Meist dann, wenn du einen Mann oder eine Frau triffst, die dir gefällt. In dem Fall kramt dein Ego eine prägende Erinnerung hervor, lässt das Erlebte an deinem inneren Auge vorbeiziehen und erlebte Emotionen auftauchen. Schwuppdiwupp wird mit den verflossenen Partnern verglichen und schon hat der oder die Neue keine Chance mehr auf Erfolg. Prima manifestiert - oder?

Willst du diesen Teufelskreis durchbrechen, spiel die Übung von vorhin ein paarmal durch. Stell dir dabei aber nicht einfach deine verflossenen Partner und Partnerinnen vor. Visualisiere die Erlebnisse, beobachte die auftauchenden Gefühle und akzeptiere beides als Teil deines Lebens. Wie ich es mit den bösen Buben und ihren Luftgewehren gemacht habe. In der Akzeptanz des Geschehenen entsteht erst der freie Raum für Fantasie und Vision.

In deinen Visionen durchlebst du die unschönen Erlebnisse noch einmal, aber dieses Mal MIT einer zusätzlichen Eigenschaft, die dir beim letzten Mal gefehlt hat.

Schau dir alles genau an, denn es hätte sich alles verändert. Mit der richtigen Eigenschaft wäre nicht nur die Paarbeziehung anders. Auch der Freundeskreis, der Job und die finanziellen Verhältnisse hätten sich verändert. Die in deiner Fantasie auftauchenden, positiven Emotionen sind die neuen Erinnerungen, die sich in dir festigen und zu deiner inneren Realität werden können. Da dein Außen der Spiegel deines Inneren ist, im Außen also dein Inneres manifestiert wird, was denkst du, was für ein Partner fällt dir jetzt zu?

Ist es göttliche Fügung, Glück oder Schicksal, das dich zur rechten Zeit an den rechten Ort führt, damit deine Wünsche sich erfüllen können? Oder führt eine andere Kraft deinen Geist und lenkt deinen Körper? Gibt es so etwas wie ein Geistführer, der dich durchs Leben manövriert? Viele Spiritualisten und Spiritisten berichten von einem Geistführer, der sie in vielen Bereichen des Lebens unterstützt und lenkt.

„Gnothi seauton - Erkenne dich selbst“ und du erkennst deine dir innewohnende Schöpferkraft. Deine den Körper bewohnende und gebrauchende, unsterbliche und gottähnliche Seele. Brauchen wir, wenn dem so ist, einen Geistführer, der uns sagt, was wir zu tun haben und in welche Richtung wir gehen sollen?

Kapitel 2: Das verdammte Kind

Der Mensch ist ein emotionales Wesen, durch und durch von Gefühlen geleitet. Unser Ego, das sich in unserem Kopf eingenistet hat, vermittelt die Illusion des Denkens und wir glauben prompt, wir handeln aufgrund unserer Gedanken. Dabei zeigt unsere Erfahrung, dass berechnendes Vorgehen selten bis nie Glücksgefühle auslöst. Jedenfalls nicht in den für das Glücklich-Sein wesentlichen Bereichen.

Selbst das Erreichen angedachter Ziele im Berufsleben oder in sportlichen Wettbewerben macht nicht glücklich. Siege zu erringen, schenkt zwar temporär Zufriedenheit und bringt äußerliche Anerkennung. Das brauchen wir auch. Aber glücklich macht es nicht. Sonst hätten all die Topmanager und Spitzensportler keine so große Absturzquote, wenn ihr Erfolg einmal ausbleibt.

Wir handeln letztendlich aufgrund von Gefühlen, nicht aufgrund von Gedanken. Emotionen sind immer stärker als der Kopf. Emotional getroffene Entscheide bergen das Potenzial zum Glücklich-Sein. Emotionale Entscheide können natürlich auch traurig machen, ja. Aber Trauer aufgrund emotionaler Entscheide führt nicht in eine Depression. Das Unterdrücken von Gefühlen hingegen schon. Unterdrücken wir unsere Emotionen, folgen über kurz oder lang Gefühle tiefer Unzufriedenheit und Depressionen.

Das will niemand erleben, denn Depressionen machen keinen Spaß. Allerdings können Depressionen auch etwas

Gutes in sich bergen, denn sie zwingen uns dazu, anzugehen, was uns beschäftigt und infrage zu stellen, was die unguten Gefühle ausgelöst hat. Das ist nicht selten das, was wir aufgrund unserer Berechnungen und gedachten Vorgehensweisen im Leben tun.

Einen Beruf nur wegen des Geldes auszuüben, mit einem Partner zusammen zu sein, nur weil er oder sie eine „gute Partie“ ist, sind ebenso häufig Grund für Depressionen, wie sich ein Reihenhäuschen anzuschaffen und der Werbeindustrie oder der „Gesellschaftsordnung“ hinzugeben, nur weil man glaubt, es sei das, was man machen muss. Wahres Glück sieht anders aus. Wahres Glück lässt sich nicht berechnen, es entsteht. Es entsteht, wenn wir unser Herz entscheiden lassen. Und unser Herz entscheidet aufgrund von Gefühlen. Das Herz kümmert es nicht, ob wir im Rolls Royce oder im Trabbi daherkommen. Es kümmert sich aber darum, dass immer genügend Lebensenergie durch uns fließt, um glücklich zu werden.

Alles „richtig machen“ nützt nichts. Denn es ist der Kopf, der in richtig und falsch einteilt. Das Herz hingegen handelt aufgrund von Informationen, die dem nachdenkenden Kopf fehlen. Das Herz ist meines Erachtens dem Kopf eine Nasenlänge voraus. Es sieht, was in der Gegenwart geschieht und was ist. Der Kopf hingegen erkennt nur, was gewesen ist. Am Ende – wenn wir uns ein Happy End zugestehen – siegt darum das Herz über den Kopf und gewinnen die Emotionen das Rennen des Lebens. Wie Michael Jackson einmal sagte: „Lügen mögen den Sprint gewinnen, die Wahrheit aber gewinnt den Marathon.“

Aber, was oder wer ist dieses ominöse Herz, diese Kraft, dieser Steuermann durch den Ozean der Gefühle? Wer spielt da mit mir Katz und Maus? Was löst im einen Moment ein Glücksgefühl aus und was stürzt mich im nächsten Augenblick in dunkle Abgründe - nur um mich danach wieder aufzubauen und zu Glückseligkeit zu führen?

Wenn wir mit der geistigen Welt arbeiten, ob mit Trance Healing, Medialität, Schamanismus oder anderem, taucht immer wieder der Begriff Geistführer auf. Spirit Guide heißt es im Englischen. In unzähligen Esoterikbüchern werden Geistführer beschrieben und zitiert. Zudem existieren zahlreiche Bücher, die medial arbeitende Schreibende, wie sie sagen, von ihren Geistführern diktiert erhalten haben. Auch sind in Kursen viele Teilnehmer immer sehr gespannt darauf, zu erfahren, wie ihr Geistführer aussieht - und enttäuscht, wenn die Beschreibung dann nicht der Vorstellung entspricht.

Beängstigend in Sachen Geistführer ist, wie viele „spirituelle" Menschen diesen als eine externe Kraft beschreiben. Als etwas, das außerhalb unseres Wesen funktioniert und das uns im Leben auf den „rechten Weg" führen soll. Anders gesagt, jemand anderer als ich führt mich und darf bestimmen, was gut für mich ist und was nicht.

Da klingeln bei mir die Alarmglocken. Eine Marionette wird von einer externen Kraft geführt. Ein frei denkender Mensch sollte seinen Weg selber bestimmen. Eine Marionette trägt keine Verantwortung. Sie kann nicht alleine stehen und hängt an Fäden. Ich als Mensch trage aber die Verantwortung und die Konsequenzen für mein

Tun und meine Entscheidungen. Ich bin Teil eines großen Ganzen und kann für mich alleine stehen. Wozu brauche ich also jemand anderen, der mir sagt, wo ich hingehen und was ich tun soll?

Meinen Geistführer empfinde ich nicht als externe Kraft, sondern als Wesen innerhalb meines Seins. Als Teil von mir. Ich mache auch keinen Unterschied zwischen meiner Seele, meinem Geistführer und meinem Helferwesen. Helferwesen nenne ich die Wesenskraft, die ich beim Intuitiven Trance Healing bitte, mit mir zu arbeiten. Es ist mein Kopf, der manchmal mit dieser oder jener Version meiner Vorstellung zu tun haben möchte. Dennoch ist das körperliche Gefühl oft äußerlich, wenn ich meinen Geistführer bitte, hervorzutreten. Er scheint häufig von hinten oder von der Seite zu kommen. Obschon, gehe ich in Trance, sehen Hellsichtige oft, dass sich mein Geistführer aus mir heraus erhebt und sich vor oder hinter mir aufbaut.

Das äußerliche Empfinden kommt daher, dass sich mein körperliches Energiefeld verändert, sobald ich meine Seele oder meinen Geist bitte, nach vorne zu kommen. Diese Veränderung nehme ich äußerlich über meine Haut wahr. Die Haut, funktionell das vielseitigste Organ des menschlichen Organismus, dient nicht nur der Abgrenzung von Innen und Außen, dem Schutz vor Umwelteinflüssen oder der Repräsentation. Die Haut ist auch Kommunikationsorgan und wesentlich beteiligt an der Wahrung des inneren Gleichgewichts.

Erlaubt mein Ego, dass ich die Kontrolle über mein Handeln an meinen Geist übergebe, dehnt sich mein Energiefeld automatisch aus und Rezeptoren meiner Haut, der Grenzschicht zwischen Körper und Umwelt, melden die Veränderung des Energiefelds an mein Gehirn. Die Haut denkt, dass die Veränderung von außen kommt, denn die Rezeptoren sind nach außen gerichtet. Das Ego, dieses Konstrukt aus Erfahrungen und Erlebtem, dessen Aufgabe es ist, Wahrnehmungen einzuordnen, damit unser Unterbewusstsein gegebenenfalls darauf zurückgreifen kann, hinterfragt nicht und speichert das so ab. Die Illusion ist perfekt.

Es ist, wie wenn wir im Winter ein Fenster öffnen. Das Haus steht für unseren physischen Körper, die Wärme im Haus für unseren Geist, die Mauern des Gebäudes für unsere Haut, das offene oder geschlossene Fenster für unsere Absicht. Bitten wir nun unseren Geist, hervorzukommen, öffnen wir uns für eine Empfindung = öffnen wir das Fenster. Die Wärme strömt sofort nach draußen, da warme Luft sich ausdehnt. Das heißt, das Energiefeld dehnt sich aus. Eine Person im Außen, die neben dem Fenster steht, empfindet die Wärme (das Energiefeld) als etwas, das auf sie zukommt. Die Person im Innen – also ich – empfinde aber, dass kalte Luft von außen nach innen strömt und nehme an, dass etwas auf mich zukommt. Das können wir mit einem Gegenüber üben:

Übung: Woher kommt mein Geist?

Setz dich bitte vis-à-vis von jemandem hin, schließe die Augen und richte dadurch deinen Fokus einen Moment nach innen. Fühle nach, wo du deine Mitte in diesem

Moment empfindest und stell dir vor, dass sich diese Mitte durch deine Aufmerksamkeit ausdehnt. Dadurch entsteht Raum in dir. Bitte nun dein Helferwesen, näher zu kommen und mit dir für dein Gegenüber zu arbeiten. Genieße dieses Gefühl für ein paar Minuten und öffne dann wieder die Augen.

Was hast du und was hat dein Gegenüber wahrgenommen? Ich wette, du hattest das Gefühl, dein Helferwesen komme von außen zu dir und dein Gegenüber hatte das Gefühl, etwas komme von dir her auf sie oder ihn zu.

Kai Mügge, ein europaweit bekanntes Physical Trance Medium aus Deutschland, hat in einem Seminar, das ich bei ihm besuchte, die Frage gestellt, was oder wer denn alles den Job als Geistführer machen könnte. Wer könnte mich an Entscheidungen heranführen oder mir ins Ohr flüstern, wann ich auf den Buzzer des Lebens drücken soll? Wer hätte die Kraft und die Macht, mich Dinge tun zu lassen, die mein Kopf niemals tun würde? Wer ist so stark, dass er einen Dickkopf wie mich durchs Leben zu führen imstande ist?

Die Teilnehmer des Seminars antworteten unterschiedlich: Verstorbene Verwandte - also die Ahnen - und Krafttiere wurden genannt. Aber auch Engel und Dämonen, aufgestiegene Meister oder Lichtwesen. Es war wie immer. Je nach Einstellung oder Werdegang nannten die Teilnehmer dieses oder jenes. Kai wollte aber auf etwas anderes hinaus. Er wollte aufzeigen, dass jeder sich mit seiner inneren Führung auseinandersetzt, egal, ob er an Geistwesen glaubt oder nicht. Die meisten Menschen akzeptieren zum

Beispiel eine Figur in sich, die sie das innere Kind nennen. Kai glaubt, das innere Kind und unser Geistführer sind identisch.

Mir hat dieser Gedanke gefallen. Es kommt einerseits meiner Wahrnehmung entgegen, von der Kraft in mir und andererseits weiß ich als Familienvater, dass dich die Kinder, die du liebst, überall hinbringen, wo sie dich gerne hinbringen möchten. Warum sollte also unser inneres Kind nicht mit unserem Geistführer identisch sein? Spielen wir es doch einmal durch.

Wir kennen das innere Kind aus der Psychologie. Psychologie ist die Lehre von den seelischen Vorgängen im Menschen. Das Wort Psyche ist seit der Antike ein Begriff, der die Person in ihrer geistigen und gefühlsmäßigen Gesamtheit umfasst. Im Griechischen bedeutet das Wort so viel wie „Hauch" – also Atem –, der den ganzen Körper durchfließt und seine Lebendigkeit ausmacht. Diese Vorstellung vom Hauch Gottes lebte nach der Antike im Christentum als Seele weiter, aus deren Bewegung das Denken, Fühlen und Wollen hervorgeht. Aufklärung und die Romantik brachen mit dieser ganzheitlichen Auffassung vom Menschen. Sie fingen an, Körper, Seele und Geist auseinanderzudividieren, sodass der Mensch Bewohner vieler Welten wurde (Quelle: Neue Zürcher Zeitung, Martin Mosebach).

Das innere Kind gehört innerhalb der Psychologie zu einer modellhaften Betrachtungsweise innerer Erlebniswelten. Es bezeichnet und symbolisiert die im Gehirn gespeicherten Gefühle, Erinnerungen und Erfahrungen aus der eigenen

Kindheit. Der Begriff Inneres Kind wurde hauptsächlich durch Bücher von John Bradshaw (https://de.wikipedia.org/wiki/John_Bradshaw_(Theologe)) und Erika Chopich/ Margaret Paul (https://de.wikipedia.org/wiki/Inneres_Kind) bekannt und geprägt und ist allgemein akzeptiert. Geben wir den Begriff Inneres Kind bei Google ein, tauchen zu dem Thema unzählige Bücher, Kurse und Workshops auf. Vom Sprechen mit dem inneren Kind über das Umarmen des inneren Kindes bis zum Heilen des inneren Kindes gibt es so ziemlich alles.

Ich hatte in meinem ganzen Leben noch keine Sitzung bei einem Psychologen. Darum gehe ich es eher praktisch an, wenn es um die Arbeit mit meinem inneren Kind geht. Ich schaue als Erstes, wie sich mir mein inneres Kind präsentiert, wenn ich es bitte, sich zu zeigen. Wie wirkt es auf mich und was - und vor allem wie - erzählt es mir? Und siehe da, meiner Wahrnehmung zu Folge, ist mein inneres Kind ein Flegel wie er im Buche steht und der einem Tom Saywer, aus der gleichnamigen Geschichte von Mark Twain, in nichts nachsteht.

So wie Tom Saywer in der Geschichte seine Tante Polly zur Weißglut treiben kann, ist mein inneres Kind - ich nenne es hier auch Tom - in der Lage, den Onkel Hampi bis an den Rand eines Nervenzusammenbruchs zu bringen. Tom kann mich dermaßen piesacken und ärgern, dass ich nichtplanbare Reaktionen an den Tag lege. Er hat einen stark ausgeprägten Gerechtigkeitssinn und liebt es gar nicht, wenn man über andere herzieht. Dabei entscheidet Tom auch, wenn es ihm zu viel wird und ich habe in solchen Fällen kaum eine Chance, nicht zu tun, was mein

inneres Kind verlangt.
Ein besonderes Erlebnis meiner Jugendzeit kommt mir dazu in den Sinn. Kurz nach meiner Lehrzeit arbeitete ich temporär als Betriebsmechaniker in einer Glasbrennerei. Der technische Direktor der deutschen Firma hatte mich eingestellt, als die Niederlassung in Chur in der Schweiz von einem alten, mehrstöckigen Gebäude in der Innenstadt in ein neues und modernes Gebäude in der Industriezone verlegt wurde.

Meine Arbeitsweise und Einstellung gefiel dem deutschen Direktor, denn er bot mir nach wenigen Wochen nicht nur eine Festanstellung an, sondern auch gleich den Posten des Produktionsleiters. Der aktuelle Leiter der Produktion stand kurz vor der Pensionierung und hätte mich in seinen verbleibenden zwei Jahren gründlich eingeschult.

Ich nahm die Festanstellung an, sagte zum Posten als Produktionsleiter aber weder zu noch ab. Ich wollte mich nicht langfristig binden. Mir war viel wichtiger, weiter Skirennen fahren zu können. Etwas Sicherheit und ein gutes Gehalt hätten mir allerdings auch in den Kram gepasst. Die endgültige Entscheidung zu dem Job fällte aber mein innerer Flegel nach einem ganz besonderen Erlebnis.

Die Arbeit in der Firma gefiel mir, war abwechslungsreich und mit den Mitarbeitern hatte ich bald ein sehr gutes Verhältnis. Das schien dem alten Produktionsleiter ein Dorn im Auge zu sein. Er stammte noch aus der Zeit, wo Menschen in leitenden Positionen auf ihnen Unterstellte herabschauten. Der Respekt dem Angestellten gegenüber

fehlte in seinem Charakter.
Eines Tages kam ich in die Firma und der Abteilungsleiter war gerade dabei, eine Mitarbeiterin zusammenzustauchen, sodass diese weinend das Weite suchte. Ich fragte nach, weshalb er so mit ihr redete. Er schüttelte den Kopf und erwiderte, das gehe mich nichts an. Er rede mit den ihm Unterstellten so, wie es ihm passe. Ich solle mich gefälligst heraushalten und mich an die Arbeit machen.

Ich habe mich nicht an die Arbeit gemacht, sondern schaute ihm ins Gesicht, lächelte ihn an und verabschiedete mich. Dann ging ich zum Personalchef, schilderte die Szene, bat darum, die Lohnabrechnung fertigzustellen und erklärte, dass ich keinen Tag länger unter einem menschenverachtenden Vorgesetzten arbeiten werde. Dabei blieb ich die Ruhe selbst. Der Personalchef war so baff, dass er es auch gleich erledigte.

Der technische Direktor rief mich kurz darauf an und versuchte, mich umzustimmen. Ich könne doch nicht gehen, er brauche mich. Es sei ja nichts vorgefallen, der Produktionsleiter habe nicht mich zusammengestaucht. Mit mir sei er immer sehr zufrieden gewesen und mich wolle er als seinen Nachfolger.

Dem stimmte ich zu, ich war bis zu dem Zeitpunkt auch zufrieden gewesen. Aber eben nur bis zu dem Zeitpunkt. Und Nachfolger des Produktionsleiters wollte ich von Anfang an nicht werden. Ich hatte mich nur nicht getraut, es zu sagen, als es mir angeboten worden war.

Als ich sah und hörte, wie der Produktionsleiter die Frau

behandelte, regte sich mein innerer Flegel und versuchte sofort, es dem Produktionsleiter heimzuzahlen. Die Frau konnte sich nicht wehren. Meine Reaktion kam spontan aus mir heraus und war die deutlichste Botschaft, die ich dem Produktionsleiter durchgeben konnte. Rückblickend und mit einem zwinkernden Auge auf den Flegel Tom, war das ein Herzentscheid, den ich nie bereut habe.

Herzentscheide sind für mich diejenigen Entscheide, die scheinbar ohne mein Zutun geschehen. Ich sehe mich in solchen Momenten wie von außen. Ich kann zwar beobachten, was geschieht, doch bin ich unfähig, einzugreifen. Wenn ich während solcher Aktionen spreche, dann höre ich mich sprechen, kann jedoch die Sätze weder beeinflussen noch anhalten. Es ist, als ob ich sie gar nicht selber ausspreche, sehe mich aber reden.

Technisch gesehen, ist das eine Form der Trance Kontrolle, wobei mein inneres Kind - oder mein Helferwesen - mir die Arbeit abnimmt. Was in einem solchen Moment gesagt oder getan wird, ist aber meine Entscheidung, denn ich trage zu hundert Prozent die Folgen eines solchen Entscheides. Auch das Gefühl danach stelle ich nie infrage. Ich hatte immer das Gefühl, das Richtige zu tun oder zu sagen. Das Gefühl hat sich dann auch nie verändert. Im Gegensatz zu Gefühlen nach Kopfentscheiden. Kopfentscheide hinterfrage ich dauernd, da mein Kopf viel weniger Selbstvertrauen besitzt als mein inneres Kind. Mein inneres Kind ist also ein Teil meiner Selbst und offenbar mit meinem Herzen sehr verbunden. Darum nenne ich diese Entscheide auch Herzentscheide.
Du hattest auch solche Erlebnisse. Vielleicht nicht gestern,

doch bestimmt in deiner Kindheit. Denn Kinder reagieren so. Das ist Spontaneität. Das ist Leben ohne Netz und doppelten Boden. Das sind wahre Herzangelegenheiten. Das ist das innere Kind. Das Wesen in dir, das keine äußeren Konflikte scheut, denn es ist sich gewahr, dass ein Konflikt entsteht, wenn man jemanden durch eine spontane Entscheidung vor den Kopf stößt.

Der Konflikt gehört zu unserem Leben in der Dualität. Die Dualität selbst ist ein dauernder Konflikt. Und Konflikte sind der Spielplatz meines inneren Kindes. Mein inneres Kind sucht, wie Tom Saywer in Mark Twains Geschichten, Ärger und Gold gleichermaßen. Es hat Angst vor dunklen Gestalten und wird dennoch von ihnen magisch angezogen. Es versucht, Streit zu meiden und gerät genau deshalb immer wieder in Rivalitäten und Auseinandersetzungen.

Mein Ego kann da nicht Schritt halten. Das denkt und ordnet und redet sich ein, wenn es wieder einmal vom inneren Lausbuben ausgetrickst wurde, dass es seine Entscheidung war. Dass der Herzentscheid aufgrund seiner Beobachtungen und Überlegungen gefällt wurde und keinesfalls ein Spontanentscheid aufgrund intuitiver Wahrnehmungen oder sonstiger kurioser Entscheidungshilfen war.

Es ist spannend, finde ich, wenn wir versuchen, unser inneres Kind zu finden oder kennenzulernen. Genauso spannend, wie wenn wir den Geistführer oder unser Helferwesen kennenlernen. Es ist nämlich fast unmöglich, denn, wenn wir es als Bild wahrnehmen, ist dieses Bild eine Vorstellung von etwas, eine Assoziation zu der tragenden Energie dahinter. Bei mir ist es Tom Saywer. Bei dir jemand anderer.

Wenn ich meditiere oder eine Meditation anleite, bei der wir das innere Kind hervorkommen lassen, kommt oft ein Bild von uns selber, als wir noch Kind waren, zustande. Die Erinnerung an unsere Kindheit – an die Zeit der gegenwärtigen Momente. Als Kinder empfanden wir kaum Vergangenheit, sorgten uns nicht um eine Zukunft. Das muss die Psychologen darauf gebracht haben, dass das innere Kind die Summe gespeicherter Gefühle, Erinnerungen und Erfahrungen aus der eigenen Kindheit ist. Dabei sind es einfach wir selber. Ich und du.

Während meiner Arbeit ist mir immer bewusster geworden, dass es eine weitere Bezeichnung für den Geistführer geben muss. Eine Bezeichnung, die wir in Sprüchen und Phrasen immer wieder hören, mit der wir jedoch nie – oder jedenfalls selten – kommunizieren. Es ist das Herz selbst! „Man sieht nur mit dem Herzen gut", schreibt Antoine de Saint-Exupéry in seinem Buch Der kleine Prinz, das wohl bekannteste Märchen für Erwachsene, das als Protagonisten das innere Kind hat.

Das Herz ist nicht wegzudenken, wenn wir spirituell arbeiten. Trance Healing, soll es funktionieren, wird mit dem Herzen gelebt. Es ist das Herz, das bedingungslos zu lieben vermag und das eine Größe besitzt, die ein hunderttausend Menschen fassendes Fußballstadion bei Weitem übertrifft. Das Herz kann alles in sich aufnehmen, das ganze Leben. Und es verfügt über Hirnzellen! Hast du das gewusst? Das HeartMath Institute in Boulder Creek (Colorado), welches mit der Standford Universität assoziiert ist, forscht Rund ums Thema „Herz". Und eine spezielle Tatsache hat ihre Forschungen in ein bestimmtes Gebiet gelenkt. In der Embryonalentwicklung eröffnete sich den Wissenschaftlern nämlich ein Paradoxon, als erkannt wurde, dass das Herz zu schlagen beginnt, bevor sich das Gehirn bildet. Aber: Kraft welcher Intelligenz beginnt der Herzschlag und wie wird er reguliert? Zum großen Erstaunen der wissenschaftlichen Welt haben sie am Institut in Erfahrung gebracht, dass das Herz Gehirnzellen besitzt. Nicht so viele Zellen wie das Hirn, aber immerhin an die vierzigtausend.

Im weiteren Verlauf der Forschung fanden sie heraus, dass das Herz und das Gehirn einen kontinuierlichen Zwei-Weg-Dialog pflegen, welcher die Funktionen des anderen jeweils beeinflusst. Zudem scheint es, dass das Herz weit mehr Informationen an das Hirn sendet als umgekehrt. Und die vom Herzen ausgesendeten Signale beeinflussen die Wahrnehmung, die emotionalen Prozesse und höhere kognitive Funktionen. Dieses System wird unter Neurokardiologen als „Herz-Gehirn" bezeichnet.

Das Herz produziert, unter energetischen Betrachtungen, von allen Organen (inklusive dem Gehirn) das größte und kraftvollste Energiefeld. Dieses Energiefeld hat etwa zwei Komma fünf bis drei Meter Durchmesser und die donutförmige Gestalt eines Torus. Der Torus ist ein mathematischer Körper, der ausschaut wie ein Donut und der dadurch entsteht, dass ein senkrecht stehender Kreis um eine vertikale Achse, die außerhalb des Kreises liegt, rotiert. Kreis und Achse liegen dabei in einer Ebene.

Dieser Torus birgt in sich noch einen kleineren Torus, welcher auf der gleichen Achse ausgerichtet ist. Und die Torusform halten viele für die einzigartigste und ursprünglichste Form des Universums. Auf der Torusform basiert zum Beispiel auch heilige Geometrie der Blume des Lebens.

Die Blume des Lebens ist ein bekanntes Symbol für Schutz und Harmonie, besteht aus neunzehn Kreisen und ist ein starkes Schwingungssymbol. Sie erzeugt ein harmonisches Energiefeld, das mit den Händen erfühlt werden kann. Die Geometrie der neunzehn ineinander verschlungenen Kreise erinnert in ihrem Aussehen an eine Blume. Man fand heraus, dass mithilfe der Blume des Lebens die Pyramide oder der Würfel dargestellt wurden, die als platonische Körper ursprünglich als heilig verehrt wurden. Die in den neunzehn Kreisen nachweisbaren mathematischen und universellen Gesetzmäßigkeiten, wie der Satz des Pythagoras, der Lebensbaum der Kabbalah, die Quadratur des Kreises oder die Merkaba, führten dazu, dass die Blume des Lebens auch mit der Heiligen Geometrie in Zusammenhang gebracht wurde. Diese wurde beim Bau von Kirchen und Tempeln eingesetzt, da man davon überzeugt war, dass sich die Energie des Symbols auch darauf übertragen würde. Die Lebensblume wurde in Griechenland, Ägypten, China, Japan und Tibet entdeckt. Die wahrscheinlich älteste Darstellung ist rund fünftausend Jahre alt und im Tempel von Abydos in Mittelägypten zu finden. In einem Kloster in Tibet wurde eine Abbildung sichergestellt, die mehr als zweitausend Jahre alt ist.

Weil es Herzentscheide sind, die vom inneren Kind getroffen werden, es die Herzangelegenheiten sind, mit denen sich das innere Kind beschäftigt, weil es so bedingungslos liebt, wie nur ein Kind lieben kann, ist es vielleicht unser Herz selbst, das denkt und lenkt und uns durch das Meer der Emotionen steuert. Sind unser Herz, unser inneres Kind, unser Geistführer, unser Helferwesen und unser wahres Selbst – unsere Seele vielleicht schlicht und ergreifend identisch?

Wenn dem so ist, sind Trennung, Diversifizierung und Einteilung in verschiedene Wesen schlichtweg unnütz und ein gewaltiger Irrtum des Egos, das in seiner Aufgabe, zu ordnen und zu unterscheiden, zu weit gegangen ist. Das Auseinanderdividieren der Seele, das die Aufklärer in der Romantik angefangen haben, ist eh ein Holzweg und die Ansichten vieler spiritueller Lehrer im Hinblick auf Geistführer usw. schlichtweg falsch.
Vielleicht haben die Taoisten recht gehabt und wir tragen in uns, in unserem Herzen, der Wiege der Blume des Lebens, den Bauplan des gesamten Universums, das es um uns herum eigentlich gar nicht gibt. Wir sehen es lediglich, weil sich unser Inneres im Außen spiegelt. Genauso, wie es alles, was es körperlich gibt, alles Materielle, genaugenommen nicht gibt. Es sind nur Atome und Atome sind Protonen und Neutronen, die umeinander kreisen, weit voneinander entfernt, immer in Bewegung, getrieben von einer unsichtbaren Kraft, die sich zwischen den Neutronen und Protonen findet, der Energie. Die Quantenphysik belegt das ebenfalls und immer mehr Menschen scheinen das zu begreifen.

Kai Mügge hat meiner Ansicht nach recht gehabt. Unser Geistführer und unser inneres Kind sind ein und dieselbe

Person. Wer den Geistführer als externe Kraft sieht, vertraut sich selber nicht. Er glaubt nicht daran, dass wir eine innere Kraft besitzen, die sehr wohl vorausschauend ist und genau weiß, wohin und wie sie uns zu führen hat.

Wir haben viele Jahrhunderte lang geglaubt, dass wir schwache Menschen sind, getrennt von unserer Göttlichkeit. Wir haben in unserem Glauben an die aufklärenden Romantiker das Märchen von der Geist-Körper-Seele-Trennung als unsere Realität akzeptiert, statt uns in unserem all-eins-Sein zu begreifen. Das innere Kind, genauso wie unsere Psyche, der Geistführer oder unser Helferwesen sind diese „den Körper bewohnende und gebrauchende unsterbliche und gottähnliche Seele".

So können wir uns sehen, wenn wir wollen. Aber, wie sieht es umgekehrt aus? Welches Bild hat der Geistführer von uns? Wie sieht uns das innere Kind? Wie ist sein Blick auf das Fahrzeug, das es nutzt? Auf den Menschen, den es bewohnt? Wie können wir das herausfinden? Fragen wir ein Medium? Suchen wir tatsächlich jemanden im Außen, der uns dann sagt, wie unser inneres Kind uns sieht?

Wir sehen selber nur die Vorstellung, die wir von uns haben. Das Bildnis. Und Jesus hat gesagt, du sollst dir kein Bildnis machen. Er hat aber auch gesagt: „An ihren Taten wirst du sie erkennen." Lassen wir es unser inneres Kind doch TUN. Lassen wir es sich ausdrücken, mit den Werkzeugen, die ihm zur Verfügung stehen. Kinder spielen gerne. Also geben wir ihm Spielzeug in die Hand. Lassen wir es sich ausdrücken, ohne Vorgaben, wie es das zu tun hat.

Die Vorgaben, die wir Menschen festlegen, wie etwas sein muss, sind der Hinderungsgrund, warum wir nie herausfinden, wie wir wirklich sind. Wir sind so unglaublich auf Leistung und Kopieren getrimmt, dass wir uns nie als perfekt annehmen. Nicht einmal, wenn wir in etwas brillant sind. So gut oder besser wie das Vorbild, das wir uns als Gradmesser ausgesucht haben. Eine Intelligenzbestie will vielleicht sein wie Einstein, ein Gitarrist wie Carlos Santana, ein Maler wie Michelangelo, ein Schriftsteller wie Paolo Coelho. Ungeachtet der Tatsache, dass unser perfektes Wesen auf seinem Fachgebiet genauso gut ist wie die Vorbilder auf deren Gebiet.

Jedes unserer Vorbilder war zu Beginn nichts weiter als ein Kind, das angefangen hat, zu spielen und dazu alles benutzte, was seine Umgebung hergab. Keines dieser Kinder hat sich darum gekümmert, wie das Resultat aussehen wird und danach ausgesehen hat. Warum auch? Es hat nichts gehabt, womit es hätte vergleichen können. Es war sowieso nur ein Spiel und dadurch flüchtig wie der Wind.

Was meinst du? Kannst du dich mit mir auf ein Experiment einlassen? Ein Experiment, bei dem wir unser inneres Kind sich ausdrücken lassen? Alles, was wir dazu brauchen, sind ein paar Farbstifte und Papier. Es können Pastellkreide, Neocolor, Wasserfarben, Buntstifte, Kohle oder sonstige Farben sein. Was du gerade zur Hand hast. Leg die Farben und das Papier bereit, dann können wir ohne Umschweife - ohne nachzudenken - beginnen.

Übung: Das innere Kind sich ausdrücken lassen

Setz dich an einen Tisch oder leg dich mit dem Zeichenmaterial auf den Boden. Schließe einen Moment die Augen und entspanne dich. Atme tief und ruhig und erkenne deinen Atem als das an, was du bist. Gott hat dir Leben eingehaucht. Dein Atem ist deine Seele. Finde durch das Beobachten deines Atems heraus, wo du deine Mitte in diesem Moment empfindest. Achte für eine Weile auf deine Mitte und lass sie durch deine Aufmerksamkeit wachsen. Dehne sie aus, denn aus deiner Mitte entspringt deine Kraft. Bitte nun dein inneres Kind, hervorzukommen und zu spielen. Jetzt nimm die Buntstifte oder was auch immer vor dir liegt, um zu malen und zu zeichnen und fang einfach an. Überleg nicht. Denk nicht nach, was du zeichnen willst. Du brauchst keinen Plan und keine Anleitung. Es spielt keine Rolle, was du malst. Lass es einfach entstehen.

Beobachte deine Hand, wie sie den Buntstift, den Pinsel oder die Kreide über das Papier führt. Beobachte, was dabei entsteht und lass es sich entwickeln. Es gibt kein richtig oder falsch, denn es kommt einfach das, was kommt. Genieß diese Zeit mit deinem inneren Kind, nimm es einfach an. Lass es sich auf diese Weise ausdrücken.

Du wirst merken, wann es genug gemalt hat und sich zurückziehen will. Bedanke dich bei ihm, auch dann, wenn deinem Kopf das Bild nicht gefällt. Es muss dem Verstand nicht gefallen, es ist ja auch nicht mit dem Verstand gemalt, sondern mit dem Herzen. Es geht nicht um die äußere Erscheinung, sondern um die emotionale Nähe zu deinem inneren Kind, deinem Geistführer. Werte es nicht, das Herz wertet es auch nicht. Das Herz nimmt es lediglich an und freut sich über die emotionale Nähe, die während des Malens entstanden ist. Das Bild ist lediglich ein Ausdruck dieser Nähe und eine Momentaufnahme deines inneren Kindes von dem, was du für es darstellst - mit den Möglichkeiten, die in dem Moment vorhanden waren.

Sei nicht enttäuscht, wenn dein Gemälde nicht wie ein Monet daherkommt. Monet war ein genialer Maler und ein Perfektionist, der seine Technik über Jahrzehnte entwickelt hat. Das haben wir in dieser Übung nicht angestrebt. Wir haben lediglich die Plattform für eine mögliche Ausdrucksform geschaffen und unser inneres Kind damit experimentieren lassen. Es weiß jetzt, dass du mit ihm arbeiten willst. Dass du auf der Suche nach einer Möglichkeit bist, dein inneres Kind sich durch dich ausdrücken zu lassen.

Mach diese Übung ein paarmal. Stell dabei innerlich unterschiedliche Fragen. Schreib deine Frage auf die Rückseite des Papiers, auf dem du zeichnest und lass deinen Händen freien Lauf. Beobachte, was entsteht. Mach im Vorfeld aber keine Pläne. Sag deinem inneren Kind nicht, dass es eine Blume malen soll. Stell nur die Frage und lass es ein wenig wirken. Es fängt von alleine an, zu malen oder zu kritzeln. So wie die Kinder im „richtigen" Leben es auch tun. Gib einem Kind Farben und Papier und es wird etwas entstehen. Diesen Vorgang nennt man Spielen. So lernen Kinder. Nicht durch Auswendiglernen und Vokabeln pauken. Die Welt ist spielerisch entstanden.

Je häufiger du die Übung machst, umso deutlicher zeigt sich, in welche Richtung dein inneres Kind dich bewegen will. Und plötzlich kannst du es verstehen. Kannst mit ihm kommunizieren. Ohne viel Aufwand. Einfach, weil du dein inneres Kind sich ausdrücken lässt und ihm Aufmerksamkeit schenkst, beobachtest, was es macht – ohne zu werten. Selbst wenn es deinem Ego nicht gefällt oder dein innerer Kritiker, dieser alte Gorilla, die Zeichnungen als „kindlich" taxiert. Das spielt keine Rolle. Es spielt aber eine Rolle, ob du Zeichen und Nachrichten deiner inneren Führung deuten lernst. Das bringt dich nämlich weiter. Den behaarten Urwaldmenschen, der eh nie zufrieden ist, egal, was du machst, den kannst du getrost in den Busch schicken. Den brauchst du nicht. Weder in deiner inneren noch in deiner äußeren Welt.

Kapitel 3: Der Konflikt

Wir sind nicht immer empfänglich für unsere inneren Bedürfnisse. Auch nehmen wir uns selten Zeit, das innere Kind sich ausdrücken zu lassen. Darum muss dein inneres Kind, will es von sich aus mit dir kommunizieren, einen Weg finden, wie es dich erreichen kann. Es kann nicht sprechen und Hände oder Beine hat es nur in unserer Vorstellung. Wir visualisieren zwar unser inneres Kind, doch ist das dabei entstehende Bild nicht das innere Kind. Das innere Kind ist die Kraft, die das Bild entstehen lässt. Ebenso das Bild eines Geistführers. Der sieht nicht aus, wie er in unserer Vorstellung entsteht. Den können wir gar nicht sehen. Aber er kann Bilder in uns entstehen lassen, weil er die Kraft ist, die Bilder entstehen lassen kann.

Das innere Kind verwendet zum Kommunizieren vorwiegend unser emotionales System. Gefühle können ohne physische Berührungen ausgelöst werden und zeigen sofort Wirkung. Um seinen Botschaften Nachdruck zu verleihen, verursacht das innere Kind emotionale Reize. Wenn es das tut, beobachtet es, wie du darauf reagierst. Reagierst du wunschgemäß, ist es zufrieden und nutzt zukünftig diesen Zugang, wenn es etwas mitzuteilen hat. Reagierst du nicht oder falsch, probiert es etwas anderes aus.

Es lässt beispielsweise ein Organ anders arbeiten oder produziert mehr von bestimmten Hormonen, um dir eine Botschaft zu senden. Damit löst es in dir emotionale und physische Reaktionen aus. Und wie ein Kind immer lauter wird, wenn die Eltern es ignorieren, verstärkt das innere Kind die Symptome, wenn du diese links liegen lässt. Das ist seine Form der Kommunikation.

Darum ist Schmerz nicht unisono schlecht, sondern oftmals der Indikator für einen inneren Konflikt und damit eine Botschaft. Aber, Achtung! Es muss nicht zwingend körperlicher Schmerz ausgelöst werden. Seelischer Schmerz ist tiefgreifender verankert und begegnet uns meist lange, bevor er sich körperlich manifestiert. Unser innerer Botschafter kann sich mit seelischem Schmerz variantenreich und differenziert ausdrücken. Innere Unzufriedenheit ist meist eine Botschaft, die aktuelle Lebensthemen anspricht. Innere Unzufriedenheit sollte unbedingt angegangen und in Zufriedenheit oder Dankbarkeit umgewandelt werden.

Emotionen und Gefühle sind, wenn sie nicht von außen herrühren, oft Botschaften deines inneren Kindes. Es nimmt auf diese Weise Kontakt mit dir auf. Nimm dir darum Zeit zum Wahrnehmen und dich Beobachten. Denk dabei daran, du bist nicht das Gefühl oder die Emotion, die du bemerkst. Du nimmst diese Dinge lediglich wahr, wie das Donnern während eines Gewitters, das du hörst, aber nicht bist.

Selbst Trauer, Wut, Unverständnis oder Frustration sind Worte des inneren Kindes und Mittel zum Zweck. Nicht geschaffen, damit es dir schlecht geht, sondern ausgelöst, damit es dir besser geht. Gefühle und Emotionen zu haben, ist gut. Das bedeutet, du kommunizierst mit deinem inneren Kind. Wenn Gefühle und Emotionen ausbleiben und Gleichgültigkeit von dir Besitz ergreift, dann musst du dir Sorgen machen.

Beobachte dich, was und wie du Dinge tust, wenn Gefühle in dir hochsteigen, die dein Befinden verändern. Das macht dein inneres Kind nämlich auch. Aufgrund deiner Reaktionen weiß es, ob du verstanden hast, was es dir mitteilen wollte. Wenn du nicht verstanden hast, handelst du nicht, wie das innere Kind es beabsichtigt hat und es verstärkt oder verändert seine Worte an dich. Das tut es solange, bis es dich dazu gebracht hat, zu tun, was für dich das Beste in dem Moment ist. Ist das geschafft, wandelt sich das unangenehme Gefühl in dankbare Selbstzufriedenheit.

Das innere Kind nutzt in erster Linie deine Emotionen für die Kommunikation. Darauf reagieren wir Menschen am schnellsten. Wir sind emotionale Wesen. Das macht uns aus. Wir sind so geschaffen. Wären wir emotionslos, könnte uns weder unser Geistführer noch unser inneres Kind leiten. Wer seine Emotionen unterdrückt, wird darum seine innere Stimme nicht vernehmen.

Dass Emotionen nicht immer harmonische Wohlfühlkommunikation ist, liegt auf der Hand. Auch bei mir waren Zeit meines Lebens innere Konflikte angesagt, die sich im Außen und teilweise im Körper manifestierten. Konflikte gehören zum Leben. Sind Bestandteil der Entwicklung und treibende Kraft der Evolution. Wie wir die Konflikte lösen, macht den Unterschied.

Mein inneres Kind ist sehr direkt, was die inneren Konflikte betrifft. Es schaut mich durch meine eigenen Augen im Spiegel an und lässt mich wissen: „Hey, versuch nicht, es allen recht zu machen. Du bist nicht auf dieser Welt, um von allen geliebt zu werden. Du bist hier, weil du die Herausforderung ‚Mensch sein' angenommen hast. Jetzt zu sagen, dass du nicht mehr willst, was du selbst gewählt hast, weil es zu anstrengend geworden ist, ein paar Konflikte zu lösen, lasse ich nicht gelten. Da musst du durch."

Mein inneres Kind hat natürlich recht. Unsere Lebensaufgabe ist einfach zu lösen. Aber nicht zwingend ohne Anstrengungen. Muss es auch nicht. Am Ende machen uns die Anstrengungen im Spiel des Lebens stark. Denk an Fußball spielende Kinder. Die powern, was das Zeug hält und strengen sich jede Sekunde an, denn Anstrengung gehört zum Spiel. Das Erfüllen der Lebensaufgabe beinhaltet den Konflikt. Das Leben als Aufgabe - die Lebensaufgabe - ist das (Fußball)Spiel der Seele. Das Lösen der eigenen, inneren Konflikte gehört zum Spiel des Lebens. In uns drin entwickeln wir die Strategien, damit wir im Spiel um unsere Lebensaufgabe den Sieg davontragen. Eine Niederlage gibt es nicht.

Beginne, Konflikte zu lieben. Setz dich mit ihnen auseinander. Scheue sie nicht. Es geht nie darum, Konflikte zu vermeiden. Es geht darum, sie auszutragen, ohne die ethischen und anständigen Regeln der Liebe und der Freude zu verletzen. Liebst du deine Konflikte, liebst du dich. Nimmst du deine Konflikte an, nimmst du dich an. Tust du, was du aufgrund deiner Gefühle und Emotionen am liebsten tun würdest, erkennst du, was dich glücklich macht.

Nimm die Botschaften deines inneren Kindes an und zeige ihm deine Dankbarkeit. Es war nicht einfach für deinen inneren Freund, dir diese Konflikte zu senden. Dein inneres Kind hat sie ganz alleine gebastelt, nur für dich. Und das nur, weil es deine Aufmerksamkeit in deine Mitte bringen will. In dein Zentrum. In dein Herz. Zu deinem inneren Kind. Zu deinem Geistführer. Zum inneren Kreis. In deinen heiligen Raum im Zentrum deines Herzens, im Kern deines Torus. Da kommst du her, da bist du zu Hause. Da wohnt dein Wesen, da ist die Verbindung in die geistige Welt. Da ist die Tür, die sich öffnet, wenn du dein Helferwesen bittest, näher zu kommen.

Kapitel 4: Das Paradoxon

Zur Meisterschaft im Übersinnlichen gehört, seine Konflikte als Botschaft zu verstehen und sich selbst nicht als solchen zu sehen. Du bist nie der Konflikt. Du bist auch nicht das Gefühl, das in dir hochkommt, wenn ein Konflikt ausgelöst wird. Du bist weder Schrecken noch Angst, weder Kritik noch Schuld. Alle diese Gefühle dienen unserem inneren Kind, um seine Wahrnehmung der Dinge auszudrücken. Es will dir damit helfen, zu wachsen und Konflikte zu überwinden. Es ist wie mit einem Brief. Die Gefühle und selbst der Konflikt sind der Text und die Botschaft, die in dem Brief steht. Du bist das Blatt, auf dem die Botschaft transportiert wird.

Wenn wir in Konflikte geraten, und das tun wir andauernd, gilt es, diese mit Liebe und keinesfalls mit Gewalt zu lösen. In keiner Form. Etwas mit Liebe lösen heißt, sein ganzes Wesen miteinzubringen und für alle Beteiligten - auch für sich selber - das Gesamtwerk Schöpfung wirken zu lassen. Die Lösung kommt auf uns zu, ist nicht eine Handlung unseres Egos, sondern eine Indikation der Seele. Einstein drückt das so aus: „Probleme kann man niemals mit derselben Denkweise lösen, durch die sie entstanden sind."

Einen Konflikt mit Gewalt zu lösen hingegen bedeutet, den Konflikt gegen sich selber zu richten und ist eine perfide Form der Selbstzerstörung. Alle Mächte, die Gewalt zur Lösung ihrer Konflikte nutzen, erfahren immer mehr und mehr Gewalt gegen sich selber. Schau dich in der Geschichte der Welt um, wie es den Staaten erging und ergeht, die

Gewalt für die Konfliktlösung nutzen. Allesamt sind sie gefangen in der Spirale der Gewalt und von ihr abhängig. Sie brauchen die Gewalt dringend, sonst bricht das System zusammen. Dafür ist ihnen fast jedes Mittel recht.

Um Krieg und Zerstörung geht es jetzt natürlich nicht. Doch darauf stoßen wir zwangsläufig, wenn wir uns mit Konflikten auseinandersetzen. Weil wir die Konflikte immer als gegensätzliche Kräfte wahrnehmen. Auch unser Bestreben, Konflikte zu vermeiden oder sie auszusitzen, ist nur die halbe Miete. Nur weil jemand keine Konflikte zu haben scheint, heißt das nicht, dass keine Konflikte vorhanden sind. Der Heilig-Scheinende ist die undurchsichtigste Figur auf dem Spielbrett des Lebens. Ein weiser Mann sagte einmal: „Wenn jemand heilig ist und jedwede Versuchung überwunden hat, so soll er Gott bitten, ihm neue Versuchungen zu senden, denen er erliegen und sich dafür verzeihen kann."

Es geht darum, in unserer dualen Welt den Konflikt als Spielfeld zu erkennen und Lösungen durch Bewusstseinsmachung herbeizuführen. Sich selber nur als gut zu sehen, erhaben der irdischen Konflikte, ist so blasphemisch wie der Teufel selbst. Sich als besser oder – das Lieblingswort der Pseudogurus – weiterentwickelt als andere Menschen zu sehen, zeugt von einem Unverständnis der energetischen Abläufe dieser Welt.

Jeder Mensch ist gleichwertig. Jedes Lebewesen ist gleichwertig. Jedes Geistwesen ist gleichwertig. Es gibt höhere oder niedere Schwingungsebenen, das sind die hohen und die tiefen Töne, die das göttliche Orchester hervorbringt. Die Musik besteht aber aus allen Tönen. Alle Töne bedingen einander. Der eine ist nichts ohne den anderen.

Die wirklich großen unserer Welt - heute, in der Vergangenheit und in Zukunft - sind diejenigen Menschen, die den inneren und äußeren Konflikten zum Trotz die Fähigkeit besitzen, in ihrer Mitte zu verweilen. Da sind wir mit der Kraft verbunden, aus der die Dualität entspringt und die dennoch der Dualität nicht ausgesetzt ist. Durch unsere Mitte fließt die Schöpferkraft, die Lebensenergie. Die Asiaten nennen es das Chi, die Lebenskraft der Schöpfung.

Der chinesische Begriff Ch'i oder Qi nennt sich in Japan Ki, in Korea Gi und in Indien Prana. Das Wort steht für Energie, Atem oder Fluidum und kann wörtlich übersetzt auch Luft, Gas, Dampf, Hauch, Äther sowie Temperament, Kraft oder Atmosphäre bedeuten. Chi oder einfach Lebensenergie ist eine Energie, die uns Menschen seit siebentausend Jahren bekannt ist. Es ist Bewusstsein in energetischer Form (Quelle: taiji-forum.de).

Anders gesagt, ist Chi das, was Leben gibt und in Bezug auf den Körper ist Chi das, was den Unterschied zwischen einer Leiche und einem lebendigen Menschen ausmacht, denn ohne Lebensenergie kein Leben. In der Bibel wird erklärt, dass Gott in den Staub geblasen hat, um Adam zu erschaffen. Ohne Atem überleben wir bekanntlich auch nicht sehr lange. Der Atem ist Lebensenergie. Und, wie bereits erwähnt, bedeutet das Wort Psyche gemäß eines Artikels von Martin Mosebach in der Neuen Zürcher Zeitung im Griechischen so viel wie „Hauch, der den ganzen Körper durchfließt und seine Lebendigkeit ausmacht". Die Psyche ist demnach ebenfalls ein Synonym für Lebensenergie oder Atem. Nach der Antike, im Christentum, lebte dieser Hauch, der Atem Gottes, als Seele weiter.

Die Vorstellung einer Lebensenergie kann in den meisten alten Kulturen der Welt gefunden werden. Und für alle diese Kulturen war die Idee einer solchen Lebenskraft eine zentrale Vorstellung für ihre Formen von Medizin und Heilung. Die traditionelle Chinesische Medizin oder auch Akupunktur, um nur zwei zu nennen, basieren auf dem Ausgleich und der Mehrung von Chi, also Lebenskraft, um den Körper in einen Zustand der Gesundheit zu bringen. Auch im Intuitiven Trance Healing ist es diese Kraft, aus der wir entspringen, die durch unser Herz fließt. Das ist die Instanz, mit der wir arbeiten. Diese Energie bringt unser Herz zum Schlagen, lange bevor es unser Gehirn überhaupt gibt, und lässt jede Zelle für uns arbeiten.

Wir alle kennen das Symbol für Yin und Yang, das Symbol für die Balance in der Dualität. Rund, harmonisch, ausgeglichen. Ein Lebenskreis, geteilt durch eine sanfte Welle in eine dunkle und helle Seite, mit exakt der gleichen Größe. In jeder Hälfte befindet sich ein Punkt, in der Farbe der gegenüberliegenden Seite. So ist das Dunkle immer im Herzen des Lichts und das Licht immer im Herzen der Dunkelheit. Zwei scheinbare Gegensätze, die einander bedingen, da das eine ohne das andere nicht denkbar ist. Yin und Yang sind sich ergänzende Kräfte, wie der Konflikt und die Harmonie.

Yin heißt „Schattenseite des Berges“ bzw. „schattige Uferseite des Flusses“, und verkörpert die passive, nach innen gerichtete Energie. Es steht für weiblich und kalt, für Nacht, Dunkelheit und Stille.

Yang bedeutet „Sonnenseite des Berges“ bzw. „sonnige Uferseite des Flusses“ und ist das aktive, Impuls gebende Prinzip und wird als männlich und warm bezeichnet. Es steht für Sonne, Tag, Licht, Bewegung und ist nach oben gerichtet.

Yin und Yang beschreiben Zustände, die nicht starr oder absolut sind, sondern sich immer wandeln können. In jedem Yin ist ein Anteil Yang enthalten und umgekehrt. Ereignisse oder Strukturen, die Kraft aufnehmen und sammeln, zeigen das Prinzip des Yin. Das Yang dagegen geht nach außen sowie nach oben und neigt dazu, sich zu erschöpfen.

Wie Tag und Nacht ergänzen sich die beiden einander entgegengesetzten, jedoch gleichwertigen Kräfte. Sind sie im Gleichgewicht miteinander, herrscht Harmonie und können die Energien ungehemmt fließen. Ihre unterschiedlichen Energien sollten allerdings nicht dazu genutzt werden, um sich gegenseitig zu bekriegen. Vielmehr sollten sie zusammengeführt werden, um sich zu ergänzen und so etwas Neues, ein Ganzes zu erzeugen.

Yin und Yang, das ist Dualität. Nichts wird uns als lebende Wesen in dieser, unserer Dimension jemals davon trennen. Wenn ich es radikal auf mich beziehe, kann ich sagen: Ich bin Dualität, denn ich bin ich. Und alle meine inneren Konflikte sind nicht ein Kampf von Gut gegen Böse,

sondern sich ergänzende und bedingende Kräfte.
Ich bin manchmal auf der dunklen und manchmal auf der hellen Seite des Lebens. Je nachdem, bin ich also hier oder hier. Es gibt kein dort, denn es ist alles eins, eine Einheit. Von irgendwoher kommt jedoch die Kraft, die alles speist. Die Kraft, die alles - die Dualität - mit Lebensenergie versorgt. Wo fließt diese Kraft in unserem Leben? Wo ist die Brücke? Wo ist der Übergang von der Dualität in die Nicht-Dualität? Gibt es eine Grenze zwischen unserem Hier auf der materiellen Ebene und unserem Hier auf der geistigen, nichtmateriellen Ebene?

Wenn wir der Meinung sind, dass unsere Kraft aus unserer Mitte entspringt, ist es einfach, uns das bildlich vorzustellen. Wir zeichnen ein Kreuz durch das runde Symbol des Yin und Yang und finden so die Mitte des Kreises, die genau auf der Mitte der Welle liegt. Dort ist die Mitte des Symbols. Aber, wo ist unsere Mitte? Ist sie da, wo wir sie empfinden? Ist es das dritte Energiezentrum, der Solar Plexus, das Sonnengeflecht? Oder der Bauch? Wir haben ja ein Bauchgefühl. Vielleicht auch das Herz. Ja, das Herzchakra, das ist bestimmt unsere Mitte. Wir haben sieben Hauptchakren und das vierte Zentrum, von unten oder oben gezählt, ist das Herzchakra.

Seit ich weiß, dass das physische Herz ein so starkes und großes Energiefeld erzeugt und das Zentrum dieses Feldes die Wiege der Blume des Lebens ist, empfinde ich meine Mitte manchmal seitlich versetzt zu meiner bis dahin wahrgenommenen, gefühlten Körpermitte. Wenn ich mich dann damit verbinde und ausdehne, richtet es sich aus und ich fühle mich vollkommen in meiner Mitte. Vielleicht besteht mein Körper ja aus einem sichtbaren und einem unsichtbaren Teil. Der sichtbare Teil eher rechts, da mein Herz links ist und der unsichtbare Teil wäre eine transparente Ergänzung der linken Seite. So würde mein physisches Herz in der Mitte zu liegen kommen.

Doch das ist alles Kopfsache, wie ein Teilnehmer eines Kurses einmal zu mir sagte. Ihm komme es nicht darauf an, wo er sein Herz fühle, sondern darauf, dass er ein Herz besitze und alles, was er tut und denkt, aus seinem Herzen heraus entspringt. Dann lebe er sowieso in seiner Mitte und sei die Ruhe selbst. Dem habe ich nichts hinzuzufügen.

Meditation: Eine Reise in deine Mitte

Bitte setz dich gemütlich hin und entspann dich. Nimm dir Zeit und einen tiefen Atemzug. Fühl einmal nach, wo du deine Mitte wahrnimmst. Das ist nicht zwingend derselbe Ort, wo du denkst, dass deine Mitte ist. Fühl einfach nach und lass dich darauf ein, nur wahrzunehmen und nicht zu bestimmen, wo deine Mitte zu sein hat. Entscheide dich, mit der Mitte zu arbeiten, die du spüren, fühlen oder anders wahrnehmen kannst und achte fokussiert darauf, was du wahrnimmst. Fühle, wie durch deine Mitte Energie in dich ein und wieder aus dir herausströmt, im Rhythmus deines Atems. Nimm dir Zeit für diese Beobachtungen. Du hast alle Zeit der Welt. Die Zeit ist auf deiner Seite.

Während du auf deine Mitte achtest, beobachte, wie sich diese Mitte kugelförmig zu weiten beginnt. Sie dehnt sich in alle Richtungen und wird größer und größer.
Immer mehr Energie strömt durch diese Mitte – bewusste,

klare, wissende und liebevolle Energie. Dabei wird es in deiner Mitte ganz hell, leicht und licht, denn das Licht durchströmt auch dich und ohne jeden Widerstand auch durch dich hindurch. Dieses sich unaufhaltsam ausdehnende Licht schafft Raum in dir, riesigen, unendlich scheinenden Raum. Und dieser Raum erfüllt dich, dein ganzes Inneres, dein ganzes Sein. Der Raum ist riesig und du scheinst darin zu schrumpfen, kleiner und kleiner zu werden, durchlässiger – das Licht hingegen strahlt immer heller, um dich lichtet sich alles, deine körperlichen Grenzen scheinen sich im gleißenden, jedoch nicht blendenden Licht aufzulösen. Du wirst von dem Licht vollkommen absorbiert, du löst dich auf, fühlst nur diesen unendlichen Raum und den Strom ein und ausatmender Energie. Es strömt nicht mehr in dich hinein und aus dir heraus, sondern du bist dieses bewusste Atmen im unendlich weiten Raum aus Licht und Liebe.

Aus dem Nichts, aus diesem Licht, aus deiner unendlich geweiteten Mitte kommt dir ein Kind entgegen. Es lacht und freut sich, wie sich nur ein Kind freuen kann. Es schließt dich in seine Arme und begrüßt dich stürmisch. Es ist dein inneres Kind, deine Mitte, dein inneres Ich, dein wahres Ich, dein wahres Wesen. Das, was du bist. An dem Ort, wo du bist. Wenn du dein inneres Kind fragst, was und wo es ist, dann wird es antworten: „Ich bin einfach ich.“

Vergiss im Moment, was dir in all den Jahren über deine geistige Führung erzählt wurde. Lass diese Bilder der Vergangenheit sich im Licht auflösen und neue Verbindungen zu deiner Kraft aufsteigen – deine Wahrnehmungen. Begrüße dein Selbst, in deiner Mitte, in deiner Kraft und verbring Zeit mit deinem inneren Kind, mit deinem wahren Wesen.

Werde zu dem Kind in dir, verbinde dich mit ihm, immer und immer wieder, mit der Kraft, mit der Liebe, mit der Schöpfung, die durch deine Mitte in dein Sein auf diese Erde fließt. Vereine dich mit deinem inneren Kind, werde eins mit ihm. Diese Einigkeit, dieses Licht, diese kosmische Weite ist dein heiliger Raum, dein Zentrum und dein Grundstein für deine Meisterschaft im Übersinnlichen. Es ist das Herz, die Basis, das Fundament. Das ist die Kraft in dir. Unzerstörbar, liebevoll und ewig während. Das bist DU.

Einige Minuten Pause

Komm nun sanft und ganz langsam mit der Aufmerksamkeit zu deinem Atem zurück. Fühle wieder deinen im friedlichen Licht ruhenden Körper, dein Fahrzeug durch dieses Leben der Dualität, das im Licht und im Dunkeln und doch immerzu in beidem zugleich unterwegs ist. So paradox es klingt, die Gegensätze sind eins. Sie sind immer Licht und Schatten zugleich. So wie alle Menschen eins sind, egal, welcher Religion, Nationalität oder Klasse sie angehören. Jedes Leben ist wertvoll. Jedes Leben zeigt seinen Wert auf seine eigene Art und Weise.

Wie zeigst du der Welt deinen Wert? Stell dir diese Frage und komm mit deiner Aufmerksamkeit zurück ins Hier und Jetzt.

Kapitel 5: Die Wertung

Jedes Leben ist wertvoll. Nicht, weil es uns etwas bringt, sondern, weil es immer ein Geheimnis bleibt. Unser Ich, unser Ego ist dazu da, zu werten und Dinge in wertvoller oder minderwertiger einzuteilen. Wir sind dem das ganze Leben über ausgesetzt. Und das ist okay. Es ist okay, dass Wertungen des Egos uns bestimmte Dinge tun oder vermeiden lassen, weil wir die meiste Zeit unseres Lebens gar nicht anders können. Wir haben nichts anderes gelernt.

Ich spreche nicht von den zerstörerischen Taten, die Menschen sich und anderen antun. Es geht nicht um Mord, Totschlag, Raub und Vergewaltigung. Solche Taten sind inakzeptabel. Sie bezeugen, dass diejenigen, die sich dieser Taten bedienen, nicht verstanden haben, worum es im Leben geht. Ich spreche von der Wertung, der wir ausgesetzt sind, wenn wir nicht einem Soll oder Ideal entsprechen. Wenn wir nicht tun, was die Gesellschaft fordert oder Schule und Eltern von uns erwarten.

Ich habe zwei Söhne. Der ältere kommt jeden Morgen schnell aus dem Bett, kleidet sich selbstständig, isst sein Frühstück und nach dem Zähneputzen bleibt ihm noch Zeit zum Spielen, bevor er zur Schule muss. Der jüngere kämpft sich erst nach mehrfacher Aufforderung aus dem Bett, trödelt beim Ankleiden, vergisst dabei, was er eigentlich tun wollte und muss zum Essen fast gezwungen werden. Er ist nie schnell genug, dem älteren Bruder die Stange zu halten. Was ihn extrem frustriert. Meine Frau und ich, die dafür verantwortlich sind, dass er rechtzeitig zur Schule kommt, reiben es ihm dann auch noch unbewusst unter die Nase: „Dein Bruder ist schon fertig! Warum du nicht?"

Das Frustpotenzial beim Jüngeren steigt, da er dauernd verglichen wird und schlecht dabei wegkommt. Sein Vorgehen am Morgen wird dadurch aber nicht effizienter. Im Gegenteil. Er beginnt, zu rebellieren und trödelt noch mehr. Das löst die Situation aber nicht, denn wir sind dadurch gezwungen, den Druck zu erhöhen und ihm noch mehr Beispiele zu bringen, dass er den Anforderungen der Schule/Gesellschaft nicht Genüge tut. Es ist eine gesellschaftliche Verpflichtung, pünktlich in der Schule zu sein. Zeigen wir unseren Kindern auf diese Weise, was sie erreichen können oder lediglich, was sie tun müssen, damit sie uns gefallen?

Es geht nicht um Eltern, die Kinder falsch erziehen. Es ist lediglich ein Beispiel aus dem elterlichen Alltag. Es geht darum, ob ich mich als Erwachsener noch immer dauernd mit jemand anderem vergleiche, dadurch irgendwelchen Anforderungen nicht gerecht werde und mich einem destruktiven Druck aussetze.

Kanzle ich mich beispielsweise selber ab und stelle ich mich hintan, weil ich etwas nicht so gut kann wie der „große Bruder"? Hand aufs Herz, was alles, was du gerne tun würdest, tust du nicht, weil du es dir nicht zutraust oder glaubst, es nicht gut genug zu können? Und was davon hat seinen Ursprung in so simplen Begebenheiten, wie der eben beschriebenen? Warum vergleichen wir uns mit anderen und geben von vornherein auf, weil andere etwas scheinbar besser können?

Mir als Vater oder meiner Frau als Mutter obliegt die Aufgabe, den Kindern zu zeigen, dass sie sich auf jeden Fall verwirklichen können. Auch dann, wenn sie Schwierigkeiten haben, gesellschaftliche Anforderungen zu erfüllen. Das kann ich meinem Kind nur zeigen, indem ich mich selber verwirkliche, meine Ziele zu erreichen suche und mein Licht nicht unter den Scheffel stelle. Unabhängig davon, ob andere in dem, was ich tue, besser zu sein scheinen als ich.

Ich muss vorleben, dass mein Leben wertvoll ist, weil ich wertvoll bin. Auch was und wie ich die Dinge tue, muss ich als wertvoll annehmen. Mein ganzes Sein ist notwendig und wertvoll für die Welt und meine Mitmenschen. Was ich tun möchte und im Moment vielleicht nicht kann, suche ich zu verwirklichen, sogar, wenn ich dabei scheitere - weil ich es mir wert bin. Ich darf meinen Kindern zeigen, dass sie im Moment zwar früh aufstehen müssen, weil die Schule um eine bestimmte Zeit beginnt und gleichzeitig vorleben, dass, wenn sie erwachsen sind und eine Tätigkeit ausüben, die sie lieben, das Aufstehen am Morgen niemals ein Thema sein wird. Wenn wir tun, was wir wirklich wollen, arbeiten wir keinen Tag unseres Lebens. Weil es sich nicht wie Arbeit anfühlt!

Um die dreißig fand ich mich in einer Lebenskrise. Mein damaliges Wertesystem war tosend in sich zusammengekracht. Ich sah mich als Versager. Alle anderen schienen die Dinge tun zu können, die ich nicht zu tun imstande war oder hatten die Ziele erreicht, die mir in weiter Ferne schienen. So kam alles an die Oberfläche, was ich im Leben eigentlich tun wollte, aber nie getan hatte - weil ich glaubte, es nicht gut zu können oder meinte, es sei zu spät, um damit zu beginnen. Zeichnen zum Beispiel, Gitarre spielen, schreiben. Es war zum Mäuse melken. Gott sei Dank war ich es mir wert, mir dieses Burnout zuzugestehen, in Form einer längeren Pause. Ich weigerte mich auch, mir einzugestehen, dass mit mir etwas nicht in Ordnung war.

So hatte ich, trotz des Tohuwabohu meines in sich zusammenfallenden Lebens, in der Zeit das Glück, über einen sturen Dickkopf zu verfügen, der auch nach außen hin, wenn mich jemand nach meinem Befinden fragte, steif und fest behauptete, dass mit mir alles in Ordnung war. Ich sah das Burnout damals nicht als Krankheit an und tue es auch heute nicht. Ich war demotiviert, hatte keine Kraft, zu arbeiten und die depressiven Phasen waren alles andere als lustig. Dennoch fühlte ich mich nicht krank. Noch heute sehe ich diese Zeit als Auszeit an, die ich gebraucht habe, um all den Gedankenmüll zu entsorgen, der sich über die Jahre angesammelt hatte.

Zum Thema Burnout möchte ich dir darum Folgendes ans Herz legen: Sieh einen Burnout nicht als eine Krankheit, sondern als eine Botschaft an. Auch, wenn es landläufig als Krankheit definiert wird. Einen Burnout zu haben, ist nämlich nicht das Problem. Es hilft, zu erkennen, dass dein Leben definitiv eine Wende erfahren sollte. Es verschwindet nicht, wenn du die Notwendigkeit eines Wandels nicht erkennst, bzw. in die Tat umsetzt. Steckst du in solch einem Loch und nichts geht mehr, wird sich dein Umfeld damit abfinden müssen, dass du dich für eine Weile nicht mehr zur Verfügung stellst, um das Hamsterrädchen zu drehen. Es ist, als ob deine Seele deinen Antrieb ausgeschaltet hat und deinen Motor erst dann wieder anwirft, wenn du dich mit deinem inneren Kind versöhnt hast, aufs Neue verbunden und bereit bist, deiner inneren Stimme zu folgen.

Meines Erachtens ist ein Burnout dazu da, die lauten „ich muss, ich soll, ich habe zu tun"-Stimmen deiner Vergangenheit mit einer schalldichten Trauer und einer kalten Emotionslosigkeit zu ersticken. Dafür lässt das Burnout in den leeren, einsamen und von Versagen geprägten Momenten die leise innere Stimme aus deinem Herzen wieder bis zu deinem Ohr dringen. Dieses Durchdringen zu dir ist der Moment der Wende, wo die Not sich dreht und zum Ton in unserer Schwingung wird. Der Klang der inneren Glocke, die eine neue Runde im Spiel des Lebens einläutet.

Mein inneres Kind – meine innere Stimme – forderte mich heraus und fragte: „Wer hat dir eigentlich gesteckt, dass du als über Dreißigjähriger nicht mehr lernen kannst, Gitarre zu spielen? Wer sagt dir, dass du nicht schreiben kannst? Wer behauptet, dass du ein Versager bist, nur, weil du nicht mehr tun magst, was du die letzten Jahre getan hast?" Es dauerte eine Weile, bis ich realisiert hatte, dass es diesen imaginären Trottel nicht gibt, der mir das verlogene Sprichwort ins Ohr gesetzt hat: „Was Hänschen nicht lernt, lernt Hans nimmermehr."

Heute spiele ich Gitarre, wenn ich Lust dazu habe. Nicht auf dem Niveau eines Eric Clapton. Ich begleite einige Stücke, die ich mag, auf meiner Klampfe und singe dazu, ob ich die Töne treffe oder nicht. Es kümmert mich einen

Deut, ob es meinen Mitmenschen gefällt. Es muss mir Spaß machen. Comics habe ich auch gezeichnet und nicht einmal schlecht. Sogar die Storys waren lustig, inklusive Botschaft hinter den Bildern und Worten. Als Comic Zeichner hätte ich sogar Potenzial, es zu „etwas“ zu bringen, wenn ich denn wollte.

Dass mir das Schreiben liegt, habe ich gemerkt, als ich die Dinge, die ich tun wollte, endlich getan habe. Die Worte fließen wunderbar, wenn ich mich dafür hingebe. Ob ich nun einen Ratgeber verfasse, wie der, den du gerade liest, oder eine Kindergeschichte schreibe. Es macht Spaß. Und es ist während des Schreibens nicht von Bedeutung, ob ich eine Millionen Leserschaft habe oder nur ein paar hundert Menschen meine Bücher lesen. Ich weiß, meine Bücher sind notwendig und wertvoll. Jedes Wort hat für mich Bedeutung. Jeder Satz fühlt sich stimmig an. In jedem Kapitel und in jeder Geschichte sind Aufbau und Spannungsbogen so, wie ich es gerne hätte. Unabhängig davon, ob jemand anderer meine Zeilen als besser oder weniger gut als andere Werke einstuft.

Das hat mich bis jetzt noch nicht zum Millionär gemacht und in Talkshows werde ich kaum eingeladen. Aber wenn ich durch meine Stadt gehe, trage ich das Gefühl in mir, ein Mensch zu sein, der seinen Weg geht und seine inneren Wünsche in die Tat umsetzt. Ungeachtet der Meinung der Masse. Wie Mark Twain, der Schöpfer von Tom Saywer, einmal gesagt hat: „Wenn Sie die Meinung der Masse teilen, ist es höchste Zeit, Ihre Meinung zu überdenken.“

Dieses starke, gute Gefühl, das ich in mir trage, seit ich

meinen eigenen Weg gehe, will ich meinen Kindern vermitteln. Dadurch, dass ich ihnen vorlebe, wie gut es tut, sich selber zu sein und wie schön es ist, zu tun, was man sich wünscht und für richtig hält. Ich hoffe, ihnen diesen Gedanken und das Gefühl so zu übertragen. Damit sie von Beginn an ihren eigenen Weg gehen, unabhängig davon, was die Masse oder ich denke. Es ist mir lieber, sie gehen am Steuer ihres eigenen Kutters unter, als dass sie ein Schiff wählen, das mit ihnen in die traurige See der verlorenen Herzenswünsche segelt.

Und das ist auch die Botschaft meines Herzens an dich. Habe den Mut, zu werten. Werte dich als wertvoll. Kämpf nicht dauernd dafür, dieses irdische Jammertal überwinden zu können, um in irgendeiner höheren Schwingung wertfrei und perfekt herumzuschwirren. Werte dich als das, was du bist! Du bist göttlich und gut. Du hast das Recht und die Pflicht, dich zu verwirklichen und deinen Weg zu gehen. Wenn du es nicht tust, wer tut es dann für dich? Wenn du deinen Mitmenschen nicht zeigst, was in dir steckt, was deine Träume sind und was dir Freude bereitet, wie sollen sie dich jemals erkennen, als der oder die du bist? Zudem beweist dir das Leben dauernd, dass du wertvoll bist.

Während meiner Lehrzeit in Davos besuchte ich einmal die Woche die Berufsschule in der Kantonshauptstadt Chur. Die Straße dorthin führte über den Wolfgang Pass und durch ein lang gezogenes Bergtal mit dem klingenden Namen Prättigau. Gefahren bin ich diesen Weg jeweils mit meinem knallgelben Renault 5, den ich von meiner Mutter übernommen hatte.
Wie viele junge Männer neigte ich zum Fahren mit

übersetzter Geschwindigkeit, was in einem wackeligen R5 mit durchgelatschten Stoßdämpfern auf kurvigen Bergstraßen ungemein Spaß macht. Bergauf ging es nicht so rasant, doch bergab musste sich mancher GTI Fahrer warm anziehen, wenn ich ihm an der Stoßstange klebte und zuwinkte, er solle Platz machen.

Eines schönen Morgens, wie immer war ich zu spät dran, steuerte ich viel zu schnell in eine Rechtskurve, sodass sich mein Wagen gefährlich weit nach links neigte, ich die Spur nicht mehr halten konnte und auf die Gegenfahrbahn geriet. Unglücklicherweise kam mir ein VW Golf entgegen, ebenfalls mit stark übersetzter Geschwindigkeit. Der Fahrer des Golfs schnitt die besagte Kurve und wir kreuzten uns unversehrt. Jeder für sich auf der falschen, zusammengenommen für den Moment jedoch auf der gesunden Seite der Bergstraße.

Das war pures Glück, keine Frage. Es wäre tödlich ausgegangen, wenn einer von uns beiden korrekt gefahren wäre. Was mir mein Leben in dem Moment offenbarte, war, dass ich wertvoll bin und meine Zeit noch nicht gekommen war. Seitdem sind über dreißig Lenze ins Land gezogen und es gibt mich noch immer. Dabei geschahen noch weitere solcher skurrilen „fast Unglücke". Immer wieder durfte ich Danke sagen, zu der Kraft, die mich beschützt und vor schweren Verletzungen bewahrt hat.

Auch gesundheitlich ging und geht es mir gut. Und wenn sich einmal eine Grippe meldet, kann ich damit umgehen. Oftmals sehe ich es als Geschenk an. Weil ich Zeit mit mir erhalte und mich und mein Leben reflektieren kann. Jedes

Mal gehe ich gestärkt aus einer Krankheit hervor. Eine Krankheit oder eine Krise verstehe ich darum mehr als Heilung, denn als Leid. Die Zeit danach ist dann auch eine kreative Zeit mit vielen neuen Impulsen und Lösungen.

Wenn du anderer Meinung bist, kann ich das jedoch nachvollziehen. Tödliche Krankheiten, Seuchen, Hunger, Wasserknappheit, Krieg, Mord und Vergewaltigung können wir schwer als simple Grippe oder kleine Krise erklären. Insbesondere, wenn es die Unschuldigen trifft. Da ist es kaum möglich, Gutes zu erkennen. Trotzdem zeigt die Dualität, Yin und Yang; auch im Schlechtesten ist Gutes enthalten und umgekehrt. Und wenn das Gute nur der Anstoß dafür ist, Mitleid und Mitgefühl mit den direkt Betroffenen zu entwickeln oder sich dafür zu engagieren, eben diese Dinge zu verhindern und gewaltlos für das Gute einzustehen, wie Ghandi, der Dalai Lama oder Nelson Mandela nach seiner Zeit im Gefängnis.

Der Dalai Lama hat auf die Frage, ob er die Chinesen hasse, weil sie ihn aus Tibet vertrieben haben und sein Volk verfolgen und misshandeln, in einem Interview geantwortet: „Ich hege keinen Groll gegenüber den Chinesen. Wir Tibeter leiden sehr darunter, dass sie in unser Land einmarschiert sind. Und während wir hier miteinander reden, reißen die Chinesen systematisch, Stein für Stein, die großen Klöster Tibets nieder. Fast alle tibetischen Familien haben aufgrund der Gräueltaten der Chinesen mindestens ein Familienmitglied verloren. Aber ich finde, es handelt sich um eine Auseinandersetzung mit der Kommunistischen Partei Chinas, nicht mit den gewöhnlichen Chinesen. Ich betrachte die Chinesen als meine Brüder und Schwestern. Ich hasse sie nicht. Ich verzeihe ihnen vorbehaltlos.“ Bei einer anderen Gelegenheit sagte er: „Hätten die Chinesen Tibet nicht besetzt und wäre ich nicht geflohen, hätte ich all die Unterstützung für mein Volk, unsere Kultur und mich niemals erfahren. Es gibt mir die Möglichkeit, dankbar zu sein, Mitleid und Mitgefühl zu empfinden.“

Bei den allermeisten Menschen, die mir begegnen, zeigt das Leben, dass diese Menschen ihm wichtig und wertvoll sind. Und manchmal geschehen Wunder! In Situationen, wo der Unheilbare geheilt davonzieht, wo einer überlebt, statt zu sterben, wo ein perfekt geplanter Selbstmordversuch scheitert oder in tausend kleinen Momenten des alltäglichen Lebens. Fakt ist: Es gibt Millionen Krankheiten und Unfälle. Die meisten Menschen genesen wieder und die meisten Operationen, in den Krankenhäusern rund um den Globus, gehen gut aus.

Ich bin nicht blind. Ich sehe die Welt brennen und weiß, dass große Herausforderungen auf dem direkten Weg zu uns sind. Ich sehe aber auch, wie sich jeder Mensch auf seine ihm einzigartige Weise verwirklichen und damit einbringen kann. Dass jeder Mensch Zugang hat, zu schöpferischen Kräften, die mit unglaublicher Kreativität die Heilung des Menschen und damit der Welt ermöglichen. Jeder Mensch kann seinen eigenen Weg gehen und seine eigene Welt im Einklang mit den schöpferischen Kräften retten. Das bringt vielleicht die Wende und rettet am Ende die ganze Welt. Davon gehe ich aus.

Darum glaube ich, dass es zu unseren Aufgaben gehört,

uns zu verwirklichen. Damit wir uns selber retten. Wenn du dich nicht selber rettest, wird das nämlich niemand tun. Dich selber zu retten – und damit deine Welt – ist deine Aufgabe.

Meditation: Der Lebensbaum

Setz dich einen Moment hin und schließe die Augen. Nimm einen tiefen Atemzug und entspanne beim Ausatmen deine Schultern, deinen Kopf und deinen ganzen Körper. Lass dich sinken und für einen Augenblick alles los. Sei für diesen einen Moment nur bei dir allein. Nichts ist mehr um dich herum. Geräusche schwinden, Menschen lösen sich auf, Gedanken fließen aus dir ab.

Achte auf deine Mitte, da, wo für dich deine Mitte ist. Dort erkennst du diesen kleinen, strahlenden, göttlichen Funken, der zu wachsen beginnt, wenn du ihn mit deinem inneren Auge betrachtest.

Aus dem Funken wird ein strahlendes, gleißendes Licht, das deinen ganzen Körper erfüllt und im Lichte unsichtbar macht. Du kannst den Körper fühlen, aber nicht mehr sehen, so sehr strahlt das göttliche Licht aus deiner Mitte.

Stell dir vor, dass du bewusst durch die linke Nasenöffnung einatmest und dabei Energie aus tiefsten Tiefen durch dich hindurchfließt und in höchste Höhen des Kosmos strömt.

Jetzt stellst du dir vor, du atmest durch die rechte Nasenöffnung aus und Energie aus dem Universum über dir fließt durch dich in tiefste Tiefen eines Universums, das unter dir existiert.

Du kannst, um diese Wechselatmung zu üben, am Anfang die jeweilige Nasenöffnung mit dem Daumen verschließen. Mit ein wenig Training, kannst du deinen Atem bald dahingehend kontrollieren.

Nun atmest du durch die rechte Nasenöffnung ein und ziehst Energie aus den Tiefen des unteren Universums und lässt sie durch dich, durch dein Licht in die höchsten Sphären des oberen Universums strömen - um beim Ausatmen durch die linke Nasenöffnung die Energie wieder durch dich hindurch in die tiefsten Tiefen des unteren Universums zu leiten.

Du kannst diese Wechselatmung auch physisch mithilfe von Daumen und kleinem Finger deiner rechten Hand ausführen. Verschließe mit dem Daumen die rechte Nasenöffnung, indem du gegen den Nasenflügel drückst, wenn du mit der linken Öffnung einatmest und mit dem kleinen Finger die linke Öffnung, wenn du rechts ausatmest.

Drei bewusste Atemzüge und schon strömt unbegrenzte Lebensenergie unaufhaltsam durch dich, durch dein Licht, dein Feld. Dein Körper ist mittendrin und löst sich mehr und mehr auf, ist kaum mehr wahrzunehmen.

Stell dir das Bild eines kräftigen Lebensbaumes vor, der das untere und das obere Universum miteinander verbindet. Die Wurzeln des Baums erhalten aus dem unteren Universum alles, was es benötigt, um zu wachsen und die Äste nach oben auszudehnen. Der Baum gibt alle erhaltene Energie gewandelt weiter ins obere Universum.

Aus dem oberen Universum strömt alles, was der Baum zum Wachstum benötigt, in ihn und durch ihn hindurch in das untere Universum. So wachsen und gedeihen Wurzeln und Äste gleichermaßen, versorgen sich die Kräfte gleichermaßen mit Energie und Leben und der Baum in der Mitte wächst, gedeiht und trägt Früchte durch seine schlichte Präsenz, sein Dasein.

In der Mitte des Baumes, im Stamm durch den lichtvolle Energie strömt, schwebst du und lässt dich zu. Du fühlst die Kraft, die lichtvolle Energie durch dich strömen und lässt zu, dass sich dein Körper auflöst, zu Licht wird, zu einem Fluss, zu strömender Kraft.

Bitte dein inneres Kind, aus dir hervorzukommen und nimm es in die Arme. Halte es fest, drücke es von Herzen, nimm es an.

Stelle dir vor, wie dein unsichtbarer Körper im Strom aus Energie und Licht schwebt und einen zweiten, kleinen Körper, der deines inneren Kindes, fest in den Armen hält, innig umschlungen. Die Kraft der Liebe, des Lebens fließt durch euch beide hindurch und alle Schatten werden zu Licht, werden unsichtbar, weil sie sich in der göttlichen Kraft auflösen. Wie Salz im Wasser verschwinden die Schatten, aufgenommen vom Meer der Liebe.

Genieß den Moment mit dir und deinem inneren Kind, das du bist. Manifestiere diese Verbindung im Strom des

Lebens und freue dich auf eine kreative Zukunft mit dir.

Wenn du merkst, dass du langsam von diesem innigen Moment zurückkommst, öffne die Augen und verbinde dich wieder mit dem Außen, dem Leben um deinen Körper herum.

Nimm ein Blatt Papier und einen Stift und schreibe umgehend auf, was dir in dem Moment in den Sinn kommt. Egal, ob es eine Botschaft für dich ist, Worte für jemand anderen oder einfach Worte, die aus deinem Inneren treten wollen. Lass sie kommen und führe sie in eine Form. Wenn du zeichnen oder etwas skizzieren möchtest, tu das. Lass fließen, was fließen möchte. Erst, wenn du damit fertig bist, ist die Meditation, die „Selbst-Behandlung", abgeschlossen.

Der Baum des Lebens ist ein keltisches Symbol, für die Verbindung von Himmel und Erde, das perfekt wiedergibt, was wir sind; ein Baum, Körper zwischen den Welten. Die Wurzeln tief unten, die Äste weit oben. Je tiefer die Wurzeln, umso weiter ragen die Äste in die Höhe. Der Baum weiß nicht, wofür und auch nicht, warum er steht. Er ist einfach. Er tut das, was er kann, was ihm die Natur zuflüstert. Er treibt seine Wurzeln tiefer und tiefer und lässt seine Äste weiter und weiter wachsen. Dabei tauscht er Energie vom einen Ort gewandelt mit der Energie des anderen Ortes aus. In einem festgelegten Zyklus produziert der Baum seine Früchte. Dazu braucht er nichts tun. Er lebt sein Leben, tut das, was ihm Mutter Natur aufgibt und die Früchte entstehen wie von selbst. Immer wieder, Jahr für Jahr.

Wir können dieses Bild auf uns Menschen übertragen. Auch wir sind in der Mitte, zwischen zwei Welten. Wohl können wir laufen, wir haben Beine, doch haben wir auch Wurzeln. Irgendwoher kommt der Begriff Wurzel-Chakra. Unsere Wurzeln wachsen tiefer in Mutter Erde, mit jedem Ausatmen und unsere Äste, die Krone des Baums, wachsen mit jedem Atemzug weiter in den Himmel. Unser Körper ist der Baum, die Hülle, durch die Kraft und Saft in beide Richtungen fließt. Je nach Jahreszeit (Zyklus) mehr in diese oder die andere Richtung.

Auch wir tragen Früchte. Wie beim Baum entstehen diese von alleine. Wir müssen uns dem bewusst sein. Wenn wir stetig ein- und ausatmen, Wurzeln und Krone wachsen lassen, entwickelt sich unser Stamm, bis er kräftig genug ist, um Früchte zu tragen – die wir ernten können –, denn unser Körper tut, was ihm das innere Kind zuflüstert. Das innere Kind steht in Verbindung mit Mutter Natur und der geistig, göttlichen Kraft in uns. Es weiß, was unsere Aufgabe ist und was wir tun können.

Dieser Prozess läuft stetig in dir ab. Es ist darum müßig, nach einer Aufgabe zu suchen, an dir zu zweifeln und dich von irgendeinem Blödmann im Außen zu etwas verleiten zu lassen, das du gar nicht tun willst. Wenn der Zeitpunkt da ist, entsteht deine Frucht von alleine und du erhältst die Informationen von deiner inneren Stimme, was zu tun ist. Du wirst dich dagegen nicht wehren können, weil du dich nicht dagegen wehren willst. Keine Bange, es wird sich gut anfühlen, denn es ist quasi „die Frucht deines Leibes."

Ich versuchte zu Beginn meiner medialen Karriere, eine

Praxis für mediale Beratungen aufzuziehen. Aber es war zu früh dafür. Es lief demgemäß nicht und machte nur begrenzt Freude. Genau wie die Ausbildung zum Sozialpädagogen, die ich machen wollte, die aber nicht war, was ich mir ehrlich wünschte. Ich spielte mit dem Gedanken, weil es mir finanzielle und gesellschaftliche Sicherheit vorspiegelte. Nach dem Praktikum erkannte ich das und gab diesen Plan auf. Die Arbeit als Verkäufer machte mal Freude und mal war es zu viel. Im Verkauf hing das mit dem zusammen, was und wie ich verkaufen musste. Ich kann nicht gegen meine Überzeugung etwas vertreten und auch keine Produkte verkaufen, die ich selber nie kaufen würde.

Weil ich nicht wusste, was ich tun sollte und definitiv keine Ahnung hatte, was ich überhaupt wollte, arbeitete ich als Handwerker in verschiedenen Berufen, um meinen Lebensunterhalt zu verdienen. Handwerk ist ehrliche Arbeit und im richtigen Betrieb wundervoll. Das kann ich als Basis jedem Mann und jeder Frau wärmstens ans Herz legen. Jeder arbeitende Mensch sollte, wenigstens eine Zeit lang, handwerklich tätig sein, weil in manuellen Prozessen körperliche Botschaften ausgedrückt werden und auch der Wert eines Produktes ersichtlich ist.

Im Moment bezahlen wir Unsummen für immaterielle Produkte, die es gar nicht gibt. Die materiellen Produkte hingegen, die einen handfesten Wert darstellen würden, werden in Billigstlohnländern produziert und weit unter Wert verscherbelt.

Grundsätzlich hat jeder Mensch die Aufgabe, außer, wenn

es nicht anders geht, für sich selber zu sorgen. Das ist wichtig für das Selbstwertgefühl. Es sei denn, du verzichtest auf alles, weil du diese Erfahrungen machen willst. Du lebst dann halt als Mönch in einem Kloster oder auf der Straße von Almosen. Diese Aufgabe hast du auch, wenn du wegen einer Straftat im Gefängnis sitzt. Selbst da kannst du daran arbeiten, für dich selbst zu sorgen. Die Früchte deiner Arbeit kannst du überall entstehen lassen und ernten.

Mit deiner entstehenden Frucht meine ich die Verwirklichung deines inneren Selbst, deines inneren Kindes. Bei mir waren es mein Schreiben und meine Lehrtätigkeit, die aus mir heraus entstanden sind. Sogar das, was ich lehre, ist aus mir und natürlich gewachsen. Als ich endlich begriffen hatte, was für ein Baum ich bin, dadurch meine Wurzeln entdeckte und diese durch eine mir früher fehlende Eigenschaft, der Geduld, wachsen lassen konnte, war mein Wachstum im Außen gegeben und damit auch die Früchte. Jetzt tue ich die Arbeit, die ich tun will und die macht mir auf allen Ebenen Freude. Mein ganzes Leben, dessen Wert ich früher nicht erkannte, bildet heute die Basis für meine Arbeit und ist der Nährboden für meine Früchte.

Es gibt dieses Sprichwort, das genau ausdrückt, was ich sagen will: „Sorge dich nicht um die Früchte deines Handelns. Tu einfach das, was du aus deinem Herzen heraus für richtig befindest. Frucht trägt es dann von ganz alleine." Unser Problem ist, dass wir die eigenen Früchte als weniger wertvoll sehen als die Früchte anderer. Wir glauben, es mangle uns an etwas und aus dem Mangel heraus agieren wir so, wie wir glauben, dass es richtig wäre. Wir machen Ausbildungen in Berufen, die uns eigentlich gar nicht liegen oder zocken an der Börse andere Menschen und Mutter Natur ab, nur des Geldes wegen.

Ja, es ist schwierig, nichts zu tun und zu warten. Einfach nur da und präsent zu sein. Zumal uns dauernd gesagt wird, dass wir etwas tun müssen, damit wir etwas erreichen. Das stimmt ja auch. Es ist notwendig, zu tun. Irgendetwas. Sei es für den Lebensunterhalt oder fürs Herz. Und wir haben immer zu tun. Doch wir entscheiden, was wir tun und wann wir etwas tun. So können wir unserem Innen und Außen gerecht werden. Wir können etwas tun und was wir aus ganzem Herzen heraus wünschen, erkennen wir in unserem Tun und manifestieren das dann in der Realität, wenn unser inneres Kind uns über die Intuition das Signal dazu gibt.

Kapitel 6: Intuitives Trance Healing

Intuitives Trance Healing ist nicht vollkommen neu. Lass dich durch meine Ausführungen über Konflikte, innere Kinder, Yin und Yang und Lebensaufgaben nicht verwirren. Intuitives Trance Healing ist die Weiterentwicklung des klassischen Trance Healing, das wir aus dem englischen Spiritismus kennen. Es basiert technisch gesehen auf den gleichen Grundlagen und ist für Patienten wie für Praktizierende gleichermaßen von Nutzen. Die Sichtweise, was wir sind und wie wir Zugang zur geistigen Welt erhalten, entspricht allerdings nicht dem englischen Spiritualismus, sondern der im ersten Kapitel dieses Buches erwähnten Erkenntnis des Philosophen Platon, dass der Mensch eine „den Körper bewohnende und gebrauchende unsterbliche, göttliche Seele ist."

Das klingt vielleicht nach Wortklauberei. So als ob jemand dasselbe Produkt in einer neuen Verpackung verkaufen will. Doch dem ist nicht so. In meiner Praxis hat sich Trance Healing in den letzten Jahren gewandelt und diese Entwicklung ist für mich elementar. Weil es mich als praktizierendes Heilmedium immer weiterbringt und schier unbegrenzt neue Möglichkeiten eröffnet. Letzteres wird im Trance Healing und im spirituellen Healing des englischen Spiritualismus weitgehend verhindert.

Innerhalb der SNU, der Spiritual National Union, einer in England anerkannten Landesreligion, werden Ansichten vertreten, die aus dem achtzehnten Jahrhundert stammen. Ansichten aus einer Zeit, wo die Pioniere des Spiritismus und die Gründer der SNU sich politisch und kirchlich anpassen mussten, damit die junge Religion gesellschaftsfähig und anerkannt wurde. Damals wurden Richtlinien und Gesetze verabschiedet, die heute noch Gültigkeit haben. So sind in SNU Kirchen nur ganz bestimmte Aktivitäten erlaubt und diese Aktivitäten nur auf eine ganz bestimmte Art und Weise. So darf ein Medium lediglich mit Verstorbenen aus der geistigen Welt Kontakt aufnehmen, um den Hinterbliebenen zu beweisen, dass der Verstorbene in einer anderen Form weiterlebt. Von einer anderen Instanz als einem Verstorbenen, den das Medium aufgrund seiner Informationen beweisen muss, werden keine Informationen toleriert.

Da gibt's kein Infotainment vom Geistführer und auch keine Engelmedien. Wird eine Information von einem aufgestiegenen Meister gechannelt, muss diese erst einem verstorbenen Verwandten des Empfängers überbracht werden, der die Informationen dann bestätigt. Ob die Infos heilende Wirkung haben oder nicht, wird nicht diskutiert, denn das ist nicht Bestandteil des Auftrags.

Im Bereich des Healing, also dem geistigen Heilen, gibt es derzeit offiziell nur das spirituelle Heilen. Jede andere Art des Geistheilens, inklusive Trance Healing, ist innerhalb einer SNU Kirche verboten. Inoffiziell wird das glücklicherweise vermehrt anders gehandhabt. Es gibt in England zudem lediglich eine Ausbildung zum spirituellen Heiler. Es gibt Kurse in Trance Healing, aber keine Ausbildung, auch wenn sich viele Lehrende im deutschsprachigen Raum auf eine solche Ausbildung berufen.

Für mich ist Intuitives Trance Healing eine Weiterentwicklung und zugleich etwas ganz Neues. Etwas, das auf uraltem Wissen, auf dem gegenwärtigen Stand meiner Erfahrungen und auf aktuellen Erkenntnissen der Quantenlehre basiert. Im Unterschied zum Trance Healing des englischen Spiritismus werden, neben geistigen Energien und Informationen eines Verstorbenen, beim Intuitiven Trance Healing auch die individuellen, weltlichen Fähigkeiten des Heilmediums, dessen Erfahrungen und dessen eigene Weiterentwicklung mit einbezogen.

Der Mensch als Individuum ist nicht nur „Gastgeber“ eines Energiefeldes, sondern überlässt in der Zusammenarbeit mit seinem geistigen Wesen auch die körperlichen Fertigkeiten einer rein geistigen Führung. Diese Geistwesen - ich nenne sie seit jeher Helferwesen - müssen hierbei nicht unbedingt verstorbene Menschen sein. Je nach Sichtweise und Glauben des Heilmediums sind die Helferwesen wandelbar. Schließlich wissen wir nicht erst seit der Quantenphysik, dass wir Menschen unsere Realität in jedem Moment selber erschaffen und zwar die physische und die geistige Realität.

Das geistige Weltbild des englischen Spiritualismus ist ein festgefahrenes Konzept. Wohl werden in den sieben Prinzipien, die der Religion der SNU zugrunde liegen, die „Möglichkeit für ewigen Fortschritt/Entwicklung für jede menschliche Seele“ erwähnt (Originaltext „Eternal Progress Open to every Human Soul“) und der Wunsch, in Liebe und Weisheit voranzukommen, dokumentiert, doch in der Praxis nicht gelebt. So wie in anderen christlichen Religionen auch.

Das ist nicht unisono schlecht. Wer das für sich so sehen will, darf das selbstredend auch. Und von all den Religionen, die ich kenne, ist der englische Spiritualismus noch immer die ansprechendste und offenste Glaubensgemeinschaft. Ich fühle mich sehr wohl im englischen Spiritualismus und kann ihn nur empfehlen. Meine Ausführengen beziehen sich auf das spirituelle Healing und Trance Healing innerhalb der SNU und das rigide Regeln dieser wundervollen Heilmethoden.

Modernes geistiges Heilen - Intuitives Trance Healing - lässt sich nicht in eine Box packen und hält sich weder an Regeln noch an Richtlinien. Intuitives Trance Healing ist Hingabe und Vertrauen. Wer es praktiziert, tut das, was sein Herz ihm aufträgt - und damit die geistige Welt, die in jedem von uns existiert.

Die Form der Wesenheiten aus der geistigen Welt verliert dabei an Bedeutung. Wie ein Verstorbener zu sein hat, wer ein Geistführer sein könnte oder muss, überhaupt, was wir Menschen sind oder gar wie Gott ist, ist wandelbar. Wir alle haben Gottes Kraft, weil wir alle Aspekte Gottes sind.

Jedes Individuum - als Mensch bin ich und bist du ein Individuum - ist durch sein Dasein einzigartig und trägt Einzigartiges in sich. Wir sind im Sein permanenter Wandlung ausgesetzt und unterworfen. Es gibt zum Beispiel keine zwei gleichen Atemzüge. Die Atemluft um mich herum verändert sich jedes Mal, wenn ich ausatme. Beim nächsten Atemzug atme ich dann zusammen mit dem frischen Sauerstoff die veränderte Atemluft mit ein. Kein Atemzug ist wie der andere.

Nichts ist auch nur für eine Zehntelsekunde gleich. Ob es äußerlich so scheint oder nicht. Und ausgerechnet die geistige Welt, mit all der Weisheit und dem Wissen verstorbener Generationen aus allen Kulturkreisen und aller Zeit, soll auf immer und ewig gleich bleiben? Der Zugang dazu soll nur auf eine Art und Weise möglich, bzw. rechtens sein? Ich finde nicht. Ich finde die Welt, das Universum, der ganze Kosmos und ich und du sollten permanent wachsen. Wir sollten uns laufend verändern und all die Tugenden und Eigenschaften, die uns positiv fördern, anstreben. So wie schon Platon sie zu fördern und kultivieren anstrebte. So kann die geistige Welt ganz natürlich in unser Leben einfließen, damit sich jedes Individuum persönlich verwirklichen und seinen Spirit Balance in diesem wundervollen und einzigartigen Leben ausgleichen kann.

Du bist eine deinen Körper bewohnende und gebrauchende Seele. Das wissen wir seit der Antike. Warum handeln wir nicht danach? Warum verstecken wir uns hinter Systemen, Glaubenskonstrukten und geistigen Führern? Was Kirchen und religiöse Sekten uns vermittelten und vermitteln, ist nicht die ganze Wahrheit. Das ist den meisten Menschen klar. Trotzdem tun sich viele schwer damit, frei zu denken, denn sie fühlen sich im strukturierten und organisierten Umfeld sicherer. Wie ein Kind, das gerne Grenzen gesetzt bekommt, damit es weiß, wie weit es gehen kann. Als Erwachsene dürfen wir unsere Grenzen jedoch selber setzen.

Intuitives Trance Healing hilft dabei, die Grenzen zu weiten, vielleicht sogar zu sprengen. Es möchte die Seele aus dem Gefängnis des Egos befreien. Dafür etabliert es sich als eigenständige Behandlungsform, als begleitende Therapie und insbesondere als Training für unsere vielseitigen Fähigkeiten. Es beinhaltet in hohem Maße das Heilen des Heilers, der sich im Heilen darin selber verwirklichen kann. Es strebt die ultimative Selbstheilung auf allen Ebenen beim Klienten und beim Heiler an.

Intuitives Trance Healing kann bei jeder Krankheit und in der Schmerz- und Traumatherapie angewendet werden, emotionale Blockaden lösen und ist hilfreich bei Stress, Burnout und Depressionen. Es kann in Coachings, Persönlichkeitstrainings, kreativen Entwicklungsprozessen und in der Ausbildung eingesetzt werden. Es ist das Schweizer Taschenmesser unter den geistigen Heilmethoden. Wer es praktiziert, der heilt andere, indem er zeigt, wie man heilt.

Durch die intuitive Hingabe und das Miteinbeziehen der individuellen Persönlichkeit des Heilmediums vervielfachen sich die Anwendungsmöglichkeiten der Methode. Dank der Adaption zum Intuitiven Trance Healing kann Trance Healing nicht mehr nur im esoterisch belasteten Tief-trancezustand angewendet werden, sondern auch im alltäglichen Leben. Ob im geistigen Heilen, in einem Frisiersalon oder als kreativer Künstler damit gearbeitet wird, spielt keine Rolle. Es fließt Heilenergie, egal, welche Fertigkeit und Tätigkeit mit Intuitivem Trance Healing verbunden wird.

Gehe gedanklich bitte noch einmal zurück zu der Meditation „Der Lebensbaum“ am Schluss des letzten Kapitels. In dieser Meditation haben wir uns innerhalb weniger Atemzüge in einen Trancezustand versetzt, unser Energiefeld zum Strahlen gebracht (= sichtbar für die geistige Welt), es ausgedehnt (= unser Ego schrumpfen lassen) und uns mit Himmel und Erde (europäische Sichtweise) oder mit dem oberen und unteren Universum (fernöstliche Sichtweise) vereint. Damit haben wir den Raum für Heilung geschaffen – für unsere eigene Heilung! Denn es geht in erster Linie um uns selber. Das ist keinesfalls egoistisch zu verstehen. Das ist die Voraussetzung dafür, dass die richtigen Wesenheiten aus der geistigen Welt sich mit uns für die Heilung von Klienten verbinden können.

Wir haben in der Meditation das innere Kind und damit unsere Kreativität, Wünsche, Aufgaben, Visionen, Pläne u.v.m. nach vorne gebeten und es durch die innige Umarmung angenommen. Dadurch hast du dich für diesen Moment angenommen. Auch wenn du damit im Alltag manchmal deine Mühe hast. Das spielt keine Rolle. Jetzt hast du dich angenommen, so wie du bist.

Das Sein in dieser Herzenergie setzt Prozesse in Gang. Das ist der Grund, warum das Dokumentieren des Erfahrenen, das Aufschreiben, Zeichnen oder die Inputs in eine andere Form zu bringen, so wichtig ist. Das Manifestieren dieser Inputs, in eine der Außenwelt zugängliche Form, ist deine Aufgabe. Das kann dein inneres Kind nicht.

Wenn du es nicht tust, gebraucht dein inneres Wesen deinen Körper, um es zu zeigen und zu manifestieren. Du hast in dem Moment Bilder, Gedanken, Gefühle, emotionale Ausbrüche oder nach innen gerichtete Zustände. Das müssen nicht immer negative Zustände sein. Ein emotionaler Ausbruch kann ein Jauchzen vor Freude sein. Der Schlüssel ist, das von der inneren Stimme Erfahrene in eine Form zu bringen. Das machen die meisten Menschen falsch. Die meisten Menschen vergessen, ihre inneren Informationen aufzuschreiben, aufzuzeichnen, zu skizzieren oder die Gefühle und Bilder über die Stimme sprechend oder singend auszudrücken. Tust du das nicht, macht sich dein Körper selbstständig.

Als ich noch zu achtzig Prozent in der Schrankfabrik tätig war und nebenher Trance Healing Sitzungen, Kurse und Seminare gab, wuchs in mir das Bedürfnis heran, mein Arbeitspensum zu reduzieren. Ich hatte das Gefühl, keine meiner Tätigkeiten voller Hingabe tun zu können. Zudem fehlte mir wegen der Doppelauslastung in der Arbeitswelt Zeit mit meiner Familie. Das frustrierte mich und machte mich wütend. Obschon mir die Arbeit in beiden Bereichen Freude bereitete. Mein inneres Kind meldete sich und gab mir auf diese Weise zu verstehen, dass es eine Änderung will.

Ich drückte mich aber vor der Auseinandersetzung mit meiner Frau, die meinen Wunsch, mein Arbeitspensum in der Fabrik zu reduzieren, aus wirtschaftlichen Überlegungen heraus für keine gute Idee hielt. So redete ich davon, es zu tun, handelte aber nicht. Was wiederum mein inneres Kind suboptimal fand.

Eines schönen Morgens ging ich durch den Betrieb und dachte an etwas, das ich am Nachmittag zu erledigen hatte, als es mir in den Rücken schoss und ich mich Sekunden später kniend am Boden wiederfand. Ich hatte einen Hexenschuss. Hätte ich mich körperlich verausgabt, wäre die Hexe entschuldigt gewesen. Das war aber nicht der Fall. Ich war weder überlastet, noch hatten sich Vorzeichen bemerkbar gemacht. Ich besuchte meine Ärztin, ließ mir Physiotherapie verschreiben und erhielt Sitzungen bei einem Osteopathen. Der Rücken war bald wieder in Ordnung und ich machte weiter wie bisher.

Ich hatte die Rechnung aber ohne meinen inneren Flegel gemacht, der sich nicht so leicht geschlagen gab und mir eine weitere, klare Botschaft zukommen ließ. Denn weder die Krankenkasse noch die Unfallversicherung bezahlten die Behandlung beim Osteopathen. Sie weigerten sich. Für die einen war es kein Unfall und für die anderen keine Krankheit. Ich musste alles selber bezahlen! Das war die Botschaft. Wer nicht hören will, muss zahlen.

Noch immer war ich nicht bereit, die Entscheidung zu fällen, die ich längst fällen wollte. Ich weigerte mich geradezu, mir den Wunsch zu erfüllen, der sich immer mehr in mir ausbreitete. Und als ich energiegeladen, an einem Montagmorgen, nach einem wundervollen Seminarwochenende, an dem ich lieben Menschen meine Arbeit näherbringen durfte, aufgestanden bin, sagte mir meine innere Stimme: „Heute änderst du etwas."

Gut, ich melde mich bei meinem Vorgesetzten, dachte ich, und nehme den Tag frei. Um zu telefonieren, wollte ich die Treppe in den unteren Stock hinabsteigen. Dazu kam es nicht, denn im nächsten Augenblick stürzte ich unkontrolliert vornüber und landete unsanft auf meinem linken Knie. Es war, als ob mir jemand ein Bein gestellt hätte. Mein rechter kleiner Zeh war aus unerfindlichen Gründen an einer Treppenstufe hängen geblieben, wurde nach außen gedreht und schmerzhaft gebrochen. In der Folge konnte ich einige Zeit nicht in der Fabrik arbeiten.

Mein inneres Kind hatte mir erneut eine deutliche Botschaft zukommen lassen. Es sagte: „Wenn du mit deinem Vorgesetzten redest, sag, was du denkst. Wenn du etwas tust, dann tu es richtig. Nicht nur ein bisschen. Mach es voll und ganz. Nimm dir Zeit für deine Bedürfnisse. Die hast du nämlich jetzt!"

Es waren vier Wochen, die mir mein Geistführer bescherte, in denen ich Zeit fand, nachzudenken und den ausstehenden Entschluss endlich zu fällen. Ich sprach mit der Chefin des Betriebes, in dem ich tätig war, und reduzierte rückwirkend mein Arbeitspensum auf sechzig Prozent und ein halbes Jahr später gab ich die Tätigkeit in der Schreinerei ganz auf. Ab dem Zeitpunkt machten weder Körper noch Gefühle etwas anderes, als eine tiefe verbundene Dankbarkeit auszustrahlen. Die Arbeit ging wieder leicht von der Hand und die Nachfrage nach meiner Ausbildung zum Heilmedium wurde deutlich mehr.

Ich bin genau so ein Dickkopf wie du. Trotz all meines Wissens und meiner Feinfühligkeit. Mein Dickkopf macht mich aus und menschlich. Ich habe auch nicht den Anspruch, perfekt zu sein. Das sollen andere tun, denen steht das besser. Ich habe aber den Anspruch an mich, was ich empfinde und erfahre, zu teilen. Mich mitzuteilen, damit es nachvollziehbar wird. Als kleiner Wegweiser

durch die kompliziert scheinende Welt der Dualität.
Mein Wissen, meine Erfahrungen und Erkenntnisse fließen beim Intuitiven Trance Healing mit ein, wenn ich behandle, coache oder lehre. Es ist nie nur ein Übertragen von Energie oder Praktizieren eines festgelegten oder vorgegebenen Ablaufs. Es werden immer alle Elemente meines Seins mit einbezogen. Das macht jedes Coaching, jeden Vortrag und jede Behandlung zu einem einzigartigen Moment. Was ich sage, zeige oder tue, wähle ich intuitiv aus meinem Fundus an Möglichkeiten. Die Inspiration dazu erhalte ich von meinem Geistführer, Helferwesen, inneren Kind, von meiner Seele, aus der geistigen Welt oder aus dem Kaffeesatz.

Es ist die Essenz des Moments, die Wirkung zeigt. Dabei wird alles, was gewesen ist, was ich erfahren und über Medialität, Jenseitskontakte, Transzendentale Meditation, Rückführungen, frühere Leben, spirituelles Heilen, Quantenheilen, emotionale und spirituelle Intelligenz, Spitzensport, Trainingslager, Liebesbeziehungen, Ver-strickungen, Suchtverhalten, Gewohnheiten, Krankheiten, Unfälle, Gesundheitssystem, Kindererziehung, Schul-bildung, Naturheilpraxis, Chemiekonzerne, Geheimgesellschaften, Staatenbünde, Musik, Farben, Kreativität, Worte, Politik, Mitgefühl, Glauben, Nichtwissen, Annahmen, Vorstellungen, innere Bilder, Visionen, Heilige, Kirche, Religionen, Zen, und, und, und gelernt habe, in einen riesigen Trichter gefüllt.

Und wie Wasser durch Kaffeepulver in eine Tasse rinnt und auf den Menschen, der den Kaffee genießt, eine belebende Wirkung hat, so rinnt durch mich gefiltert die

Schöpferkraft in das dargebotene Gefäß. Sei es das Buch in deinen Händen, der Kurs, den du besuchst oder die Behandlung, die du erhältst. Die Schöpferkraft wirkt durch mich und mit mir. Das ist kein esoterisch abgehobener Blödsinn, sondern eine Tatsache. Und mein Inneres Kind hat mir all das, was ich lehre, beigebracht. So gesehen, habe ich mir alles selber beigebracht.

Das Gleiche tust du. Jeder Mensch tut das. Das ist natürliche Entwicklung. Das ist die Menschwerdung schlechthin. Lass dir nichts anderes einreden. Vertrau dir selber. Lass dich von deiner Intuition leiten. Verbinde dich, so oft es geht, hör gut hin und drück aus, was in den Momenten zu dir kommt. Finde deine Ausdrucksform und kopiere nicht ausgelatschte Formen, die dir in einem Schulsystem eingetrichtert werden.

Kreiere dein eigenes System. Sei der kreative Mittelpunkt deiner eigenen Welt und finde deinen Wert. Beginn, dich hoch zu schätzen und gehe deinen Weg. Niemand sonst wird das für dich tun und niemandem sonst kannst du die Schuld in die Schuhe schieben, wenn du es nicht tust.

Vertraue dir selber, entwickle dein Selbstvertrauen und schaue alles, was dir und um dich herum geschieht, als Inspiration an, für dein inspiriertes, neues Leben.

Kapitel 7: Inspiration und Lebensaufgabe

Inspirationen, das sind Worte und Gedanken, die aus dem Nichts fallen und vor uns auf dem Boden liegen bleiben. Wir können sie liegen lassen und weitergehen, dann bleibt alles beim Alten. Wir können sie aufnehmen, pflegen und wachsen lassen, dann verändern wir die Welt.

Erinnerst du dich noch an Worte oder Gedanken, die dir in der Vergangenheit „eingefallen“ sind? An solche vielleicht, die du aufgenommen und mit denen du etwas anzufangen wusstest? Oder an solche, die das Leben ins Meer der Vergessenheit gespült hat? Wie wäre dein Leben verlaufen, wenn du einige der Worte oder Gedanken – der Inspirationen – nicht übergangen hättest?

Das ist wieder eine „was wäre wenn“-Geschichte, wie zu Beginn dieses Buches, als wir mit unseren Eigenschaften gespielt haben. An dieser Stelle geht es aber nicht um Tugenden oder Charaktereigenschaften. Hier stehen Idee und Inspiration im Mittelpunkt. Denn verpasste Gelegenheiten nerven. Zum Beispiel, wenn du eine zündende Idee hast und dein „bester Freund“ realisiert das Projekt, weil du den Hintern nicht hochbekommst, um deine Inspiration umzusetzen.

Darum wühle etwas in deiner Vergangenheit und suche die Momente der verpassten Inspirationen. Forsche nach, wo du sie übergangen hast, weil du dich selber zu schwach positioniert und gezeigt hast. Wenn du Glück hast, taucht eine „alte“ Idee wieder auf, die du heute, hier und jetzt, mit deinen neuen, veränderten Eigenschaften in die Tat umsetzen kannst. Unsere Inspirationen und Wünsche sind nahe beieinander.

Vielleicht denkst du, es ist schwer, Inspiration in der Vergangenheit zu suchen. Verpasst ist verpasst. Dem ist nicht so. Wenn du den Zug verpasst und im Bahnhof stehen bleibst, kommt nach einer Weile ein weiterer Zug, der dich in dieselbe Richtung mitnimmt und in dem du vielleicht die Liebe deines Lebens antriffst. Eine in der Vergangenheit liegen gelassene Inspiration ist manchmal der Samen, der irgendwann, wenn die Voraussetzungen dafür geschaffen sind, keimt und eine wundervolle Lebensblume hervorbringt. Deine Lebensblume!

Wie viele Menschen leben ein fremdbestimmtes Leben? Und wie viele Menschen packt es mit einem Male, alles Alte über Bord zu werfen und den gut bezahlten Job an den Nagel zu hängen, die totgelaufene Beziehung zu beenden oder eine Reise in unbekannte Gefilde zu unternehmen? Erzählen Menschen von einem solchen Wendepunkt in ihrem Leben, sprechen sie oft davon, dass der Wunsch oder die Idee dafür bereits als Kind oder junger Erwachsener in ihnen schlummerte. Damals hätten sie nur den Mut nicht gehabt, diesen inspirativen Gedanken umzusetzen.

In meinen Kursen höre ich häufig, dass die Teilnehmer bereuen, was sie liegen gelassen oder nicht verwirklicht haben. Sie sehen ihre Lebensaufgabe dadurch nicht als erfüllt an. Was sie stattdessen gelebt haben, so erzählen sie, verursachte neben guten Gefühlen auch das Gefühl, etwas verpasst zu haben. Darum seien sie auf den spirituellen Weg gekommen und schlussendlich bei mir gelandet. Sie würden es heute, rückblickend, anders machen und sich viel früher ihrer Inspiration oder ihrer inneren Stimme hingeben.

Für Inspiration und das Erfüllen einer Lebensaufgabe ist es nie zu spät. Du kannst heute verwirklichen, was dir vor dreißig Jahren als Vision oder Wunsch durch den Kopf ging. Wahre Inspiration geht niemals vergessen. Sie kann ein halbes Leben lang im Meer des Vergessens herumtreiben. Es braucht nur einen emotionalen Sturm und schon spült es die Inspiration wieder an den Strand deines Lebens. Du kannst sie dann aufnehmen und erfolgreich in die Tat umsetzen.

Ich sehe es als Teil meiner Aufgabe, in Seminaren nicht nur Techniken zu vermitteln, sondern jeden Teilnehmer in seiner individuellen Verwirklichung zu unterstützen und zu stärken. Alles andere ist Kosmetik und Symptombekämpfung. Das Heil liegt in der Selbstverwirklichung. Dem ehrlichen Eingestehen, was man für sich wirklich will. Dazu ist es nie zu spät und immer der richtige Zeitpunkt.

Wenn die Inspiration dich erreicht, ist der Zeitpunkt da, sie umzusetzen. Du brauchst dir deswegen keinen Kopf machen. Freunde dich damit an, dass, wenn du einen Input deines Herzens erhältst, genau der richtige Moment ist, um diesen Gedanken umzusetzen. Die Natur lebt uns das vor und die ist – das weißt du ja – genauso ein Spiegel oder Ausdruck deines Innern wie dein Körper selbst. Das wohl eindrücklichste Beispiel aus der Natur zu diesem Thema geschieht alle Jubeljahre im Death Valley in den USA.

Das Death Valley in der kalifornischen Mojave Wüste ist eines der heißesten und trockensten Gebiete der Erde. Der Temperaturrekord liegt bei 56,7 Grad (gemessen 10.07.1913). In dem Nationalpark liegt auch der tiefste Punkt der USA, das sogenannte Badwater Basin, 85,5 Meter unter Meeresniveau. In der Gluthitze des Death Valley wächst kaum ein Grashalm und noch seltener ein Blümchen. Mein Kopf sagt mir, dass in dieser lebensfeindlichen Atmosphäre niemand auf einen grünen Zweig kommt.

Normalerweise fällt in diesem berühmten Nationalpark der USA weniger als fünfzig mm Regen im Jahr. Im Oktober 2015 jedoch waren es neunzig mm in nur fünf Stunden - El Niño sei Dank! Das Phänomen eines einmaligen starken Niederschlags in der Mojave Wüste war auch 1998 und 2005 zu beobachten. Und wie 1999 und 2006 - jeweils im Jahr nach dem Niederschlag - sprießten im Januar 2016 die ersten Wildblumen und verwandelten die sonst graue Wüste in ein gelbes, purpurnes und weißes Blütenmeer. Mehr als ein Dutzend unterschiedlicher Wildblumen machten den Nationalpark bunt - bis die unbarmherzige Hitze zurückkehrte (http://naturschutz.ch/news/seltenes-blumenmeer-im-death-valley/101985).

Diese wundersame Farbexplosion ist ein Beispiel, wie Samen jahrzehntelang auf den richtigen Moment warten können. Selbst in einem lebensvernichtenden Umfeld ohne Nahrung und Mitgefühl. Wenn der richtige Zeitpunkt gekommen ist, hält die Lebensblume nichts mehr, dann legt sie los und kommt weit mehr als auf einen grünen Zweig.

Früher dachte ich, Inspiration sei nur in der Gegenwart zu finden und „alte" Inspirationen seien verloren, wie unsere flüchtigen, nächtlichen Träume, die aus dem Nichts auftauchen und wieder verschwinden, wenn wir sie nicht sofort aufschreiben. Das ist so - aber auch nicht. Manche Träume verfolgen uns ein Leben lang und manche Inspirationen warten geduldig, wie die Samen in der Wüste, bis wir dazu bereit sind.

Was für mich sicher ist, so sicher, wie es Leben in der Mojave Wüste gibt, die Inspiration kommt aus unserem Herzen. Dann wenn der Kopf keine Lösung für ein Problem findet und wir alles getan haben, was wir zu tun in der Lage waren, um dieses leere Gefühl loszuwerden, das uns sagt, wir sollen etwas verändern. Wenn wir dann in dem Bereich, um den es geht, bereit sind, uns hinzugeben und loszulassen, kommt Inspiration ins Spiel. Wie ein Set mit neuen Karten. Frisch verteilt und bereit, von vorne zu beginnen. Inspiration ist die erste Stufe der Medialität. Sie kommt, wenn wir loslassen, uns hingeben und unsere innere Schöpferkraft ausspielen - wie im Intuitiven Trance Healing.

Inspiration hemmt nicht. Sie ist gesellschaftlich anerkannt und esoterisch nicht vorbelastet. Obschon Medialität und Inspiration Hand in Hand durchs Leben wandeln. Ein Medium ist für mich jemand, der zum richtigen Zeitpunkt die richtigen Worte sagt, die den Empfänger der Botschaft unterstützend weiterbringen. Dazu braucht es keinen Glauben an eine übersinnliche Macht oder eine geistige Welt. Dazu reicht ein wenig Inspiration vollkommen aus. Das kann jeder. Weil jeder in bestimmten Momenten offen ist für Inspirationen.

Wir können Inspiration nicht erzwingen. Doch wir können lernen, wann wir dafür am empfänglichsten sind und dann diesen empfänglichen Zustand bewusst herbeiführen. Das üben wir im Intuitiven Trance Healing. So können wir Inspiration für die Verwirklichung unserer Pläne und Visionen nutzen. Und wenn wir anderen Gutes tun wollen, können wir uns dafür ebenfalls inspirieren lassen.

Jeder Mensch kann kostenlos Intuitives Trance Healing praktizieren und für sich und andere nutzen. Auch ohne Glauben an eine nichtmaterielle Welt oder die Präsenz von Geistwesen. Einzig durch die Anwendung einfacher Techniken und das Umsetzen der Inputs, die aus dem Herzen - oder von irgendwoher - kommen. Ob wir an Außerirdische, Elfen oder Gnome glauben, ist nicht von Belang. Weil unsere eigene geistige Welt auch außerhalb von Glaubensmustern besteht. Genau wie die Inspiration. Die funktioniert sogar dann, wenn wir nicht daran glauben.

Wenn du das Gefühl hast, deine Lebensaufgabe liege noch vor und nicht hinter dir, lass dich ein wenig fallen. Entspanne dich. Mach dir deswegen keine Sorgen. Sorgen finden nur in unserem Kopf statt. Die Lebensaufgabe jedoch nicht. Die Lebensaufgabe erfüllen wir, tun wir, machen wir, leben wir - aber die denken wir nicht. Wir können sie auch nicht in einem Satz zusammenfassen. Das kann niemand. Und das muss niemand. Wir können jedoch entspannt beobachten, was uns durch den Kopf geht und was unser Herz zu unserem Leben und Weltbild meint. Das ist ganz einfach. Beobachte, wie dein Atem ein und aus strömt und wie es sich anfühlt, wenn du dabei an die Dinge denkst, die du in deinem Leben tust.

Bei den Dingen, die dir entsprechen und dir ehrlich Freude bereiten, fließt dein Atem leicht und du hast viel Platz in deiner Brust. Du fühlst dich frei. Bei den Dingen, die dir weniger entsprechen, die du lediglich tust, weil etwas dich dazu zwingt, da geht der Atem schwer, als ob viel Gewicht auf deiner Brust lastet. Da ist Handlungsbedarf. Da schleppst du zu viel und lebst zu wenig. Deine Lebensaufgabe besteht in diesem Fall darin, das zu ändern.

Die schweren oder belastenden Dinge gehören zu deinen Lebensaufgaben, wenn sie in deiner Verantwortung liegen. Wenn du eine Sauerei veranstaltet hast und dafür verantwortlich bist, hast du die Folgen aufzuräumen. Ob es dir passt oder nicht. Schau eine solche Aufgabe als Lernaufgabe oder als Krafttraining an. Als etwas, das nur dazu da ist, dass es dir danach, wenn du aufgeräumt und deine Verantwortung übernommen hast, besser geht. Schaffst du diese Aufgabe, bist du ein Leuchtturm für all diejenigen, die sich aus ihrer Verantwortung stehlen oder die Schuld anderen aufladen möchten. Diejenigen brauchen nämlich viel Hilfe und du kannst helfen - weil du weißt, wie es geht.

Wenn du eine Tätigkeit lediglich tust, weil „man“ es so macht, weil es „alle“ so tun, weil „es schon immer so gemacht wurde“, kannst du es getrost sofort ändern. Mach die Dinge so, wie du es für richtig hältst oder mach sie gar nicht. Aber tu nicht so als ob und tu nichts, weil Mami und Papi es von dir wollen. Werde erwachsen und handle nach deinem Gutdünken, egal, was andere denken. Achte dabei auf deinen Atem. Geht er leicht, liegst du richtig, fällt es schwer, zu atmen, halt inne und lass dich von deinem

Herzen inspirieren. Dein inneres Kind, dein Geistführer oder jedes andere hilfreiche Wesen aus der geistigen Welt kommuniziert über dein Herz. Da ist der Zugang zu der schöpferischen Kraft. Da kannst du nicht weg- oder andersdenken. Mit dieser Lebenseinstellung hast du den Boden für deine Inspirationen gelegt und bist dabei, deine Lebensaufgabe zu erfüllen. Weil es gar nicht anders geht.

Niemand hat das Recht, dich zu zwingen, einen bestimmten Weg zu Erleuchtung, Spiritualität und Seelenfrieden zu gehen. Denn niemand hat den einzig richtigen Weg für sich gepachtet. Und niemand kann dich an dein Ziel bringen. Du kannst Abschnitte deines Weges mit anderen gemeinsam gehen. Deinen Weg kannst aber nur du gehen und damit finden. Das ist deine Lebensaufgabe. Alles andere ist Wunschdenken und Schönrederei.

Dein Tun bestimmt deine Aufgabe und dein Machen lässt dich deine Aufgabe erfüllen. Tu nur, was dir am Herzen liegt, in deinem Herzen positiv anklingt und dich in eine positive Schwingung versetzt. Unser Leben ist schließlich Schwingung und wir sind der Klang dazu.

Kapitel 8: Worauf es ankommt

Das coole am Trance Healing ist, dass man als Heilmedium weder etwas tun noch wissen muss. Das ist und bleibt so. Ich kann mich als Heilmedium hinsetzen, mich bis an den Punkt entspannen, wo ich die Kontrolle den geistigen Heilern übergebe und mich dann von ihnen in einen Trancezustand führen lassen. Auch mit viel Erfahrung können weder ich noch sonst jemand selbstständig in Trance gelangen. Trance entzieht sich unserem Willen. Wir können uns aber zur Verfügung stellen. Den Rest übernehmen die Helferwesen, bzw. die Ärzte und Kräfte der geistigen, nichtmateriellen Welt. Diese Kräfte benutzen, wenn wir in Trance und aus dem Weg sind, unser körperliches Energiefeld, um im Patienten ein physisches Phänomen hervorzurufen, eine Heilung.

Aber nicht jede Heilung ist instant und wird umgehend in einem Patienten manifestiert. Die sofortige Wunderheilung gibt es zwar, doch sie kommt selten vor. Da müssen wir ehrlich sein. Viel häufiger ist es nach einer Behandlung der Fall, dass der Heilungsprozess lediglich ausgelöst wird.

Leiden, die ein Mensch für seinen Entwicklungsprozess nicht mehr benötigt, oder Symptome, die nur noch Körpererinnerungen sind, weil die Krankheit lange zurückliegt, können umgehend losgelassen werden. Auch die von außen her entstehenden Leiden sind, sofern der Verursacher bekannt ist, kein Thema. Jedoch die wenigsten Leiden sind von außen her verursacht. Sie sind meist Folgen innerer Entwicklungen, die vom Patienten selbst verursacht und manifestiert wurden. Um zu manifestieren, hat der Betreffende vielleicht Jahrzehnte die innere Stimme ignoriert und die Botschaften des Körpers nicht als solche erkannt.

Die wenigsten Krankheiten kommen einfach so. Hautausschläge zum Beispiel, die wegen Substanzen entstehen, die in Waschmitteln vorkommen, haben die wenigsten Betroffenen plötzlich. Die Haut war den Mitteln über Jahre ausgesetzt, bevor der Körper den Ausschlag manifestiert hat. Wenn wir die Stoffe ersetzen, die den Ausschlag hervorrufen, reagiert die Haut an den betreffenden Stellen trotzdem noch. Der Ausschlag bleibt also noch eine Weile erhalten, denn die Veränderung entfaltet ihre Wirkung erst mit der Zeit.

Eine indoktrinierte Einstellung zu ändern, die als Gewohnheit fester Bestandteil des Wertesystems eines Menschen ist, kann in den wenigsten Fällen sofort abgelegt werden. Auch nicht durch die geistige Welt. Das über Jahre angefressene Übergewicht fällt auch nicht über Nacht vom Knochen. Da braucht es eine Veränderung der Sichtweise (die Erkenntnis), das Anerkennen seines inneren Kindes (das Wollen) und dann die Tat (das Können). Folgen wir dann unserer inneren Stimme, geschieht, was wir uns wirklich wünschen und unser Übergewicht wird nach und nach abgelegt. Die Initialzündung, die eine Veränderung der Sichtweise und damit die Heilung auslöst, geschieht oftmals durch ein Intuitives Trance Healing.

Meine Frau praktiziert als Heilmedium, während energetischen Haarbehandlungen. Sie verbindet dabei Intuitives Trance Healing mit ihrer Arbeit als Frisörin am

Haar ihrer weiblichen Kundschaft und als Barbiere an Haar und Bart der männlichen Klientel. Das ermöglicht ein völliges Loslassen, an einem Ort, wo man das nicht erwarten würde. Die Kunden und Kundinnen meiner Frau lieben dann auch die besondere Entspannung beim Haare waschen oder der Kopfmassage und die meditative Stille bei der Haar- und Bartbehandlung. Sie verlassen den kleinen Frisiersalon und Barber Shop nach getaner Arbeit nicht nur optisch anders.

Wenn meine Frau ihren Kundinnen und Kunden jedoch mitteilt, sie sollen aufhören, täglich die Haare zu waschen und auf handelsübliche Shampoos und Conditioner mit Silikon verzichten, folgt als erste Reaktion oftmals Unverständnis. Viele Frauen glauben, sie bekommen fettige Haare oder sind unhygienisch, wenn sie diesen Rat befolgen. Erst wenn sie erklärt bekommen, was zu häufiges Haare waschen, Färben mit Chemie oder die Inhaltsstoffe diverser Shampoos und Conditioner mit Haar und Körper anstellen, beginnen sie, zu verstehen. Denn, erst wenn wir verstehen, können wir umsetzen. Erst dann haben wir eine Wahl. Wählen bedeutet, sich für etwas zu entscheiden.

Meine Frau hat sich lange dagegen ausgesprochen, den Trance Healing Lehrgang bei mir mitzumachen. Sie sagte, das sei nichts für sie. Sie sei keine Heilerin. Sie wolle keine Menschen behandeln. Sie habe Spaß an der Haar- und Bartpflege. Darin sei sie kreativ. Irgendwann kam sie dann doch und öffnete sich für Wahrnehmungsübungen und das Experimentieren.

Sie realisierte im Verlauf des Lehrganges, dass es nicht

darum geht, andere Menschen so zu behandeln, wie ich es tue. Sondern, dass jeder Mensch es auf die ihm eigene Art und Weise tun soll. Trance Healing ist lediglich eine Basis, sein Selbst hundertprozentig zu leben und sein inneres Kind sich ausdrücken zu lassen. Durch die Übungen, das aktive Mitteilen der Wahrnehmungen und der damit verbundenen Selbstreflektion hat meine Frau ihr eigenes Potenzial erkannt. Aufgrund der Feedbacks, die sie von den „Patienten“ im Kurs erhalten hat, wurde ihr Selbstvertrauen gestärkt. Meine Frau ist sich dadurch ihrer Wirkung bewusst geworden.

Dann hat sie sich entschieden, das Gelernte in ihre Arbeit im Salon zu integrieren. Und siehe da, nicht nur die Frisuren sind besser geworden, wenn Wesenheiten der geistigen Welt mit meiner Frau an ihren Kundinnen arbeiten. Die Klientinnen sind glücklich, fühlen sich nach der Haarbehandlung abgeholt und verstanden. Die Rückmeldungen, die meine Frau erhält, sind super und der kleine Frisiersalon läuft immer besser. Meine Frau war vor dem Kurs bereits eine hervorragende Fachkraft für Bart und Haar. Das ist so geblieben. Was sich veränderte, war die energetische Wirkung auf die Kundinnen und Kunden.

Diese Art des Trance Healing – das Intuitive Trance Healing – macht den Unterschied. Weil wir dabei nicht „nur“ sitzen und intuitiv den Inputs unserer Helferwesen folgen, können wir es natürlich in jede Tätigkeit einfließen lassen. Das ist ein Quantensprung in der Arbeitsqualität. Das macht Freude und unser liebes Ego wird durch die positiven Rückmeldungen ebenfalls gestreichelt. Das Selbstwertgefühl meiner Frau ist seitdem gestiegen und die neu gewonnene, kindliche Herzensfreude an ihrer Arbeit hat zum Erfolg ihres Barber Shops und Frisiersalon beigetragen.

Auf diese Herzensfreude kommt es an, die wir an den Tag legen können, wenn wir die Arbeit mit der geistigen Welt auch außerhalb eines esoterischen Umfelds in alltägliche Tätigkeiten einfließen lassen. Wenn wir tun, was uns Spaß macht und dass wir, egal, was wir tun, Freude darin finden. Das hat eine Wirkung auf uns und die Welt.

Meditation: Der Mensch im Spiegel

(Inspiration für Veränderung, auflösen alter Muster durch bedingungsloses Annehmen des Ich und das Erkennen, was hinter dem Bild steht)

Setz dich bitte hin und nimm dir Zeit für dich. Entspanne dich, atme tief und ruhig und lass deinen Körper schwer werden. Mit jedem Ausatmen entspannst du dich mehr und mehr, sinkst du tiefer und tiefer in eine innere Stille. Mit jedem Einatmen versorgt dich das Leben mit allem, was du für den Moment benötigst. Mehr brauchst du nicht. Was du erreichen willst, wirst du erreichen, was du tun musst, wirst du tun - wenn der Zeitpunkt dafür gekommen ist. Jetzt bist nur du wichtig. Alles andere ist gleichgültig.

Zähle rückwärts von fünf bis eins.
Bei fünf entspannst du den Kopf, die Schultern und Arme bis zu den Händen. Lass alles los und locker.
Bei vier entspannst und lockerst du den gesamten Oberkörper - Brust, Bauch, Rücken, Hüfte und die inneren

Organe. Alles, was funktionieren muss, arbeitet einwandfrei, was im Moment nicht gebraucht wird, pausiert und erholt sich.
Bei drei lockerst und entspannst du Gesäß, Beine, Füße - deinen gesamten Unterkörper -, auch die Bänder und Gelenke.
Bei zwei lockerst und löst du deine emotionalen Bindungen und Verstrickungen. Alles wird danach wieder zusammengebunden, doch jetzt ist es deine Zeit.
Bei eins bist du vollkommen eins. Eine Einheit. Körper, Geist und Seele. Du bist vollkommen in dir.

Dein Ausatmen lässt Energie durch dich in die Erde oder das untere Universum fließen, dein Einatmen lässt Energie aus der Erde durch dich in den Kosmos strömen. Und mit jedem Atemzug verstärkt sich diese Verbindung, dieser stete Strom vom Oberen ins Untere und vom Unteren ins Obere. Du bist in der Mitte, mitten in dir.

Du richtest deinen Fokus nun auf deine Mitte, auf dein Herz und entdeckst dein inneres Licht, das durch deine Aufmerksamkeit sofort heller zu strahlen beginnt. Es leuchtet und dehnt sich aus. Du lässt es sich ausdehnen, bis es deinen physischen Körper umhüllt und dir das Gefühl vermittelt, du sitzt in einer Kugel aus Licht, schwebend in der Mitte der Welten.

Alles außerhalb des Lichts ist außen, betrifft dich nicht. Du nimmst es vielleicht wahr, doch du hältst es nicht fest. Auch Geräusche sind im Außen. Du hörst sie, doch sie stören dich nicht. Im Gegenteil. Jedes Geräusch ist nur dazu da, damit du noch tiefer entspannst und es in dir

noch stiller wird.
Vor deinem geistigen Auge lässt du einen großen Spiegel auftauchen. Deinen Spiegel. Du gehst darauf zu und schaust hinein. Was siehst du? Wen siehst du? Nimm dir Zeit und betrachte dich im Spiegel. Schau dir in die Augen und sage dir innerlich, dass du dich aus ganzem Herzen liebst.

Bedanke dich bei dir, dafür, dass du alles tust, was in deiner Macht steht, um dich an dein Ziel zu bringen. Bedanke dich dafür, dass du dich schon so weit gebracht hast. Bedanke dich bei dir, dafür, dass du all die Situationen und Momente deines Lebens manifestiert hast, dass du Schöpfer deines Lebens sein kannst und dafür, dass du ein solches Wunderwerk, wie du es bist, hast mitgestalten dürfen. Bedanke dich bei dir dafür, dass du bist, wie du bist. Einzigartig und genial.

Bedanke dich bei dir, dass du dir die Möglichkeit gibst, von nun an frei zu wählen, welche Eigenschaften du leben willst. Wenn dir Eigenschaften einfallen, dann nenne sie in Gedanken und bedanke dich dafür. Wenn du sie aussprechen kannst, ohne aus der Entspannung zu fallen, dann sprich sie laut aus. „Danke, dass ich mutig, vertrauensvoll, offen, ehrlich, hilfsbereit und verantwortungsvoll bin."

Betrachte dich wieder einen Moment in Stille und entspanne dich erneut. Lass los und locker. Du bist eins in dir. Betrachte dich in deinem inneren Spiegel.

Nun bittest du dein inneres Spiegelbild, sich in dein inneres Kind oder deinen Geistführer zu verwandeln. Lass dieses

Bild entstehen, beobachte, was kommt. Sei dir bewusst, dass das innere Kind oder dein Geistführer, auch wenn du es/ihn vor deinen Augen entstehen siehst, lediglich eine Vorstellung von dir ist. Alles, was du siehst, ist Vorstellung. Alles, was du siehst, ist, was du sehen willst.

Wenn dir dein Geistführer nicht gefällt, dann bitte ihn, sich zu verwandeln - in eine Form, die du annehmen kannst. Lass das Bild wieder entstehen, ohne es zu verändern. Es ist jederzeit wandelbar. Nicht das Bild des Geistführers ist der Geistführer, sondern die Kraft, die das Bild entstehen lässt.

Wenn das Bild deines inneren Kindes dir nicht gefällt, dann bitte es, sich zu verwandeln - in ein Kind, das du annehmen kannst. Nicht das Bild ist das innere Kind, sondern die Kraft, die das Bild des inneren Kindes kreiert.

Atme wieder tief und ruhig ein und aus. Entspanne dich, lass los. Bedanke dich bei deinem inneren Kind und deinem Geistführer und verabschiede sie für den Moment.

Schließe und öffne dein inneres Auge und blicke wieder in deinen inneren Spiegel. Was siehst du? Wen siehst du? Betrachte dich erneut im Spiegel.

Wenn du dir nicht gefällst, dann bitte das Bild im Spiegel, sich zu verwandeln - in ein Du, das du annehmen kannst. Du bist nicht das Bild, das du im Spiegel siehst, sondern die Kraft, die das Bild entstehen lässt. Du bist der Schöpfer deines Ich. Du bist die Kraft, die hinter allem steht.

Du trägst alles in dir. Du bist alles in einem. Du bist All-Eins. Du bist. Du bist das wundervollste und schönste Geschenk, das Gott der Welt gemacht hat. Schau dich mit deinem Herzen an. Bedanke dich dafür, dass du dieses wundervolle Wesen bist.

Verweile noch ein paar Augenblicke in der Kraft der Einheit von Körper, Geist und Seele und komme mit deiner Aufmerksamkeit dann wieder zurück zu deinem Atem. Nimm einen tiefen, körperlichen Atemzug und verbinde dich wieder mit allem, das zu dir gehört. Bewege Füße und Beine, dehne den Oberkörper, strecke die Arme und öffne, wenn du so weit bist, die Augen.

Willkommen in deinem Welten-Bild.

Kapitel 9: Tausend Möglichkeiten

Du hast tausend Möglichkeiten und bereits viel in deine Ausbildung investiert, weißt beim besten Willen aber nicht, was du tun sollst? Oder du tust bereits, was du möchtest, doch der Laden läuft nicht und die Klienten bleiben aus? Kommt dir das bekannt vor?

Ich kenne es nur zu gut. Ich habe Jahre in entweder einer der beiden, beiden oder in ähnlichen Lebenssituationen gesteckt. Es war zum Mäuse melken. Rundum schienen alle, die beruflich etwas Ähnliches machten, Erfolg zu haben. Nur bei mir lief es nicht. Manchmal war ich deswegen richtiggehend deprimiert. Dann wieder strotzte ich vor Plänen und Ideen, die ich nicht umsetzte, weil mich nach einer euphorischen Startphase Hoffnungslosigkeit erfasste. Egal, wie ich meine Projekte angegangen bin, es ging schief. Und jedes Mal, wenn ein Vorhaben nicht lief, wie ich es gerne gehabt hätte, haderte ich mit mir.

Grundsätzlich kommt es nicht darauf an, was und wie wir etwas tun. Es ist lediglich eines wichtig: Wenn wir etwas erreichen wollen, müssen wir etwas dafür tun! Das Verharren in Hoffnungslosigkeit oder Resignation, nur weil es ein paarmal nicht geklappt hat, zeigt lediglich, dass wir das, was wir anstreben, nicht wirklich wollen. Wir resignieren, weil uns das entgegenkommt und wir im Scheitern - im „es hat nicht geklappt, obwohl ich es versucht habe“ - die Rechtfertigung sehen, aufgeben zu dürfen.

Aufgeben darfst du aber auch ohne Entschuldigung. Du

brauchst dir deswegen keine Rechtfertigungen zurechtzulegen. Wenn du etwas nicht mehr magst, dann lass es. Niemand zwingt dich dazu. Auch nicht dazu, anderen oder den Umständen um dich herum, die Schuld zu geben. Wenn du eine Beziehung beendest, beende sie, weil es für dich nicht mehr stimmig ist und du nicht mehr willst. Beende sie nicht, weil dein Partner oder deine Partnerin nicht das tut, was du gerne hättest. Wenn du deinen Job kündigst, kündige, weil du dich weiterentwickeln oder etwas Neues machen willst. Beende ihn nicht, weil du von deinen Mitarbeitern gemobbt oder vom Chef übergangen wirst. Tu, was du tust, weil du es tun willst.

Stell dir vor, du backst einen bestimmten Kuchen. Je nach Kuchen besorgst du die im Rezept angegebenen Zutaten. Von diesen Zutaten verwendest du jeweils die Menge, die es für deinen Kuchen benötigt. Was du nicht benötigst, verstaust du wieder im Schrank. Das ist ganz einfach.

Du hast ein bestimmtes Lebensziel, eine Lebensaufgabe. Das ist der Kuchen deines Lebens. Diesen gebacken zu bekommen, ist das Ziel deines Wesens, deines inneren Kindes und kennt das Rezept dazu. Die Zutaten sind in dir enthalten, in Form von Erfahrungen und Wissen. Manchmal hast du zu viel einer Zutat und manchmal zu wenig. Ist Letzteres der Fall, lässt dich dein inneres Kind diese Erfahrungen sammeln, durch die üblichen Stolperfallen des Lebens, die man überwinden muss, wie Beziehungskrisen, Jobwechsel, Unfälle oder Krankheiten.

Um Erfahrungen zu sammeln, brauchst du nicht in Tieftrance zu gehen. Die Trance Arbeit ist ein Hilfsmittel, die Zutaten deines Kuchens zu ordnen, die Menge abzuwägen, alles zu mixen und danach aus dem Ofen zu nehmen. Erfahrungen und Wissen sammeln wir in jedem Moment unseres Lebens, denn in jedem Augenblick unseres Lebens ist das innere Kind präsent. Es lässt uns Dinge tun und sendet postwendend die dazugehörigen Gefühle. Das innere Kind lässt uns etwas erleben, das umgehend mit bestimmten Emotion verbunden wird.

Darum ist es wichtig, der Stimme unseres Herzens, der Stimme unseres inneren Kindes Folge zu leisten. Auch dann, wenn die eine oder andere deswegen ausgelöste Handlung für Verwirrung sorgt. Oftmals können wir Handlungsweisen anderer nicht nachvollziehen oder verstehen. Das gilt auch umgekehrt. Das Umfeld kann mit Unverständnis reagieren, wenn wir unser Leben verändern oder spontane Entscheidungen treffen. Dennoch empfehle ich, der inneren Herzensstimme zu folgen.

Achte aber darauf, dass du mit keiner deiner Handlungen dir oder jemand anderem willentlich Schaden zufügst. Anderen absichtlich Schaden zuzufügen, kommt nicht aus dem Herzen und schadet dir selber mehr als jedem anderen. Damit schießt du übers Ziel hinaus und die Manifestation deiner Wünsche verzögert sich.

Im Gegenzug, wenn du tust, was du willst und was dein Herz dir sagt, öffnet das mehr und mehr die Türen zu deiner geistigen Welt. Wenn du dabei das Wohl des anderen in den Mittelpunkt deiner Handlung setzt, beschleunigt das deine Entwicklung und die Realisierung deiner Herzenswünsche. Deine Heilkraft für dich und andere wird viel stärker. Weil Gleiches das Gleiche anzieht, unterstützen dich alle Energien der nichtmateriellen Welt und helfen, deine Wünsche zu manifestieren.

Für andere zu denken und zu glauben, du wüsstest, was für sie das Beste ist, stellt kein Problem für dein inneres Kind dar. Bewusste Handlungen um eine solche Ansicht herum, die zur Folge haben sollen, den anderen in eine von dir bestimmte Richtung zu lenken, sind jedoch problematisch. Manipulation gehört nicht zu den guten Taten, denn du lädst dir damit Schuld auf. Wenn es gut ausgeht, kannst du vielleicht mit deiner Schuld leben und das vom Resultat ausgelöste Gefühl als Gewinn einordnen. Gewinnen vermittelt ein ähnliches Gefühl wie glücklich sein. Es benötigt jedoch das Element des Wettbewerbs. Das ist jedoch nur dann fair, wenn alle Parteien wissen, dass sie sich in einem Wettbewerb befinden. Bist du in deinem Handeln nicht transparent, und es geht nicht gut aus, hast du die Verantwortung zu tragen und das ungute Gefühl wieder zu verarbeiten.

Wenn du anfängst, für dein inneres Kind und damit für dich zu arbeiten, hast du den besten Arbeitgeber, den es gibt. Dann eröffnen sich tausend neue Möglichkeiten. Dein Herz wird so zum Mittelpunkt deines Universums, das sich voll und ganz um dich zu drehen beginnt und dein Gefühlschaos in eine kosmische Ordnung wandelt. Dann beginnen die Dinge, Sinn zu machen. Das ist der Schlüssel, der dir bis jetzt gefehlt hat. Darum sind deine Bestellungen beim Universum bis jetzt nicht eingetroffen und waren alle Dankbarkeitsrituale für die Katz. Weil du nicht für dich gearbeitet hast. Du hast vielleicht tausendmal deine

Wünsche ins Universum geschickt, wolltest all die schönen Dinge erhalten und leben, warst aber nie bereit, mit vollem Herzen dabei zu sein.

Bist du mit ganzem Herzen dabei, kommt laufend Inspiration von deiner geistigen Führung, die wünscht, dass du damit etwas anfängst. Sobald du aber nichts tust, bleibt die Inspiration am Boden liegen und vergammelt.

Wenn du die Inspiration aufgreifst und beginnst, zu tun, was dir deine innere Stimme zuflüstert, und es nicht gleich funktioniert, wie du es dir gedacht hast, zweifle nicht an dir. Scheitern gehört dazu und ist oftmals Teil der Aufgabe. Das Scheitern schenkt dir die Erfahrung, die du als Zutat benötigst, um den oben erwähnten Kuchen zu backen, deine Vision zu manifestieren.

Ohne Scheitern kein Erfolg. Fühle in einem solchen Fall in dir nach, ob es dir in dem Moment gutgetan hat, als du deiner Inspiration gefolgt bist. Wenn ja, tu es wieder. Auch wenn das Resultat dir im ersten Moment nicht gefällt oder der finanzielle Gewinn ausbleibt. Darauf kommt es nicht an. Es kommt darauf an, dass du tust, was du willst. Tust du es oft genug, wird das Resultat zwangsläufig kommen, weil du in dem, was du tust, besser wirst.

Die Ausnahme, die die Regel bestätigt, möchte ich dir aber nicht vorenthalten. Das wäre nicht fair. Es ist die „Ich renne hundertmal gegen die Wand"-Regel. Die kennen wir alle. Wir haben einen Gedanken, einen Wunsch oder sogar eine Inspiration und wollen diesen in die Tat umsetzen. Wir tun es und es klappt nicht, weil da eine Wand steht.

Darum versuchen wir es noch einmal, aber es klappt erneut nicht, weil das Hindernis nicht gewichen ist. Wir probieren es ein ums andere Mal und werden nicht besser im Tun, sondern verbessern uns lediglich im „in die Wand rennen".

Was ist falsch gelaufen? Äußere Hindernisse gehören umlaufen oder überwunden. Wenn da eine Wand steht, ist auch irgendwo eine Tür, die hindurchführt oder eine Möglichkeit, die Wand zu umgehen, zu überwinden. Wenn es die Wände eines Raumes sind, in dem du dich befindest, gibt es auch einen Zugang, durch den du in den Raum gelangt bist. Durch diesen gelangst du auch wieder hinaus. Es gibt kaum eine Lebenssituation, in der jemand durch die Wand rennen muss. Das zerstört lediglich schöne Wände, an denen man Bilder aufhängen könnte oder verursacht Kopfschmerzen. Letzteres sagt dir, dass du zu sehr mit dem Kopf bei der Sache bist statt mit dem Herzen. Das Herz lässt los und findet neue Wege.

Diejenigen Menschen, die ihre Ziele nicht erreichen, ihre Wünsche nicht erfüllen und die nicht gesunden wollen, das sind die „in die Wand Renner". Bei denen ist immer die Wand, das Außen schuld. Das sind die Menschen, die sich nicht verändern wollen. Die sind happy, wie es ist. Verschwende nicht deine Zeit und versuche, solchen Menschen zu helfen. Lebe vor, sei transparent und biete Hand, wenn dich jemand um Hilfe bittet. Aber höre dir nicht tausendfach die gleiche Geschichte an, das ist keine Hilfe. Und habe auf keinen Fall Mitleid. Auch dann nicht, wenn du in den Spiegel schaust und darin einen solchen Menschen siehst. Vergiss dein Selbstmitleid, das ist nicht angebracht. Denn du hast gelernt, das Bild im Spiegel zu verwandeln. Du bist nicht das Bild, du bist die Kraft, die das Bild entstehen lässt. Du kannst das Bild und dich jederzeit ändern. Dann ist die Erkenntnis, dass du ein „in die Wand Renner warst", die Zutat, die noch gefehlt hat, um deine Vision zu manifestieren.

Erinnerst du dich daran, wie du lesen gelernt hast? Wie du gestammelt, gestottert und nach Buchstaben gesucht hast? Wie du Silben zusammengesetzt hast, damit am Ende ein einziges Wort oder irgendwann später ein Satz fließend aus dir herauskam? Du bist als Kind, neben der Schule, an kaum einem geschriebenen Wort vorbeigegangen, ohne es zu lesen. Dabei hast du lesen gelernt. Du hast, als du wusstest, wie es geht, einfach getan. Du hast gelesen. Jetzt kannst du lesen und dir nicht mehr vorstellen, wie es war, als du es nicht konntest. Das ist in allen Fertigkeiten, die wir im Leben erlangen können, genau gleich.

Wenn wir mit unserem inneren Kind unterwegs sind, führt es uns an Begebenheiten heran, bei denen wir lernen. Wenn die Begebenheiten dann emotionale Stürme oder Turbulenzen im Sozialleben verursachen, ist das kein Problem. Stürme und Turbulenzen lösen verkrustete Strukturen von uns ab und löschen alte Programmierungen. Sie sind Basis für neue Erfahrungen und umfangreicheres Wissen. Wenn ein Vulkan ausbricht, dann rennen auch alle davon - um sich nach dem Ausbruch so schnell wie möglich wieder in der Gegend anzusiedeln, da die Natur um einen Vulkan meist über atemberaubende Schönheit oder reichhaltige Fruchtbarkeit verfügt.

Wenn du dranbleibst, lernst du von deinem inneren Kind Fertigkeiten, die kannst du dir heute noch gar nicht vorstellen. Ich habe zum Beispiel gelernt, wie ich lesen und gleichzeitig schreiben kann - oder schreiben und gleichzeitig lesen. Ich schreibe und lese und gleichzeitig entstehen meine Texte. Das geschieht ganz automatisch. Ich muss es nur tun.

Kapitel 10: Das automatische Schreiben

Vor über zwanzig Jahren besuchte ich einen Workshop über Reinkarnationstherapie und automatisches Schreiben bei Trutz Hardo, oder, wie er mit richtigem Namen heißt, Tom Hockemeier. Seines Zeichens Reinkarnationstherapeut, Schriftsteller und Esoteriker aus Berlin. Vielen war er damals und ist er heute bekannt, u.a. durch Fernsehauftritte und als Buchautor (Das große Handbuch der Reinkarnation und Entdecke deine früheren Leben). Trutz war richtiggehend berühmt und schaffte es, im deutschen Fernsehen die bekannte Moderatorin Margarethe Schreinemakers während einer Live-Sendung in eines ihrer früheren Leben zurückzuführen.

Meister Hardo hat mir damals einige Türen in die Welt der früheren Leben, zu der Arbeit mit geistigen spirituellen Lehrern und hypnotischer Trance geöffnet. Vor allem lernte ich, dass all das Esoterische, das damals noch recht dubios und abgehoben daherkam, mit festem Bodenkontakt und gesundem Menschenverstand einhergehen kann. Bei seinen Rückführungen wendete er eine einfache Entspannungshypnose an, die noch heute für Rückführungen und in der Hypnosetherapie angewendet wird. Simpel und einfach. Man stellt sich dabei eine hohe Zahl bildlich vor, entspannt einen bestimmten Körperbereich, während man die Zahl vor seinem inneren Auge beobachtet, lässt dann die nächstfolgende niedrigere Zahl vor dem geistigen Auge entstehen und entspannt den nächsten Körperteil, während man diese Zahl innerlich beobachtet und so weiter. Spätestens bei der eins sind dann die meisten Menschen tiefenentspannt und bereit für die

Rückführung. Ich nutze diese Technik noch heute in meinen Kursen, um die Teilnehmer tief zu entspannen. Nur reisen wir nicht in frühere Leben, sondern bleiben im handfesten Bereich der Gegenwart.

Das automatische Schreiben, das Trutz anwendete, um die geistige Welt durch sich schreiben zu lassen, hatte es mir aber viel mehr angetan. Ich war fasziniert davon, weil es faszinierend einfach geht.

ÜBUNG: Das automatische Schreiben

Du setzt dich, mit einem Stift in der Hand, an einen Tisch. Vor dir liegt ein leeres Blatt Papier. Du setzt den Stift an, als würdest du zu schreiben beginnen. Aber, statt zu schreiben, wartest du und bittest innerlich die geistige Welt darum, automatisch schreiben zu dürfen und, dass dabei nur kommen kann, was soll und darf. Dann wartest du solange, bis der Stift in deiner Hand zu schreiben beginnt.

Das klingt etwas lieblos und kurz gehalten, ist jedoch effizient und kraftvoll. Die geistige Welt - oder das Universum - braucht keine ellenlangen Texte und Ritualabfolgen. Wir arbeiten mit einer Intelligenz. Wie wir sind, was wir wollen, wohin wir möchten und was unsere Beweggründe sind, erkennt ein Geistwesen sowieso nicht durch unsere Sprache. Es hat keine Ohren! Es nimmt uns als Energie, allenfalls noch als Licht wahr und erhält alle Informationen von unserem Bewusstsein, unserer Seele. Wir sind nicht Mensch, die in uns eine Seele verborgen halten. Wir sind Seelen, die einen menschlichen Körper benutzen. Unsere ehrliche Haltung ist das, was in der geistigen Welt ankommt. Da braucht es nicht ein Wort! Worte sind nur für unser Sein in der Dualität vonnöten.

Natürlich schreibt der Stift, den du beim automatischen Schreiben in der Hand hältst, nicht von alleine. Wie im vorigen Kapitel beschrieben, musst du auch hier etwas tun. Es ist schließlich deine Hand, die dafür benötigt wird. Die Kontrolle über deine Hand solltest du aber der geistigen Welt überlassen. Deine Aufgabe ist es, den Stift zu halten. Die Aufgabe der geistigen Welt ist es, deine Hand zu führen. Wie sie das tut, ist unterschiedlich, denn wir Menschen reagieren nicht alle auf dieselben Reize oder sind bereit, uns physisch einer nichtmateriellen Kraft hinzugeben.

Das Ganze geht aber mehr oder weniger schnell vonstatten. Je nachdem, wie gut du loslassen kannst. Mir kam es zu Beginn vor, als ob ein kleines Kind (das innere Kind?) zu schreiben anfängt. Es entstand zuerst eine Krakelschrift. Es war ein Hin und Her von Wellenbewegungen und einfachen Worten. Von bahnbrechenden Botschaften war weit und breit nichts zu sehen. Aber, weil ich es, ungeachtet des mich „ein wenig blöd vorkommen"-Gefühls, immer wieder versuchte, änderte sich die Schrift schnell.

Mit der Zeit flossen Worte auf das Papier, die ich durchaus als Botschaften interpretierte. Die Worte und Sätze berührten mich und schienen aus meinem Herzen zu sprechen. Ich war überwältigt, wie liebevoll der Ton war und wie blumig dieses Wesen aus der geistigen Welt sich ausdrückte. Als ob es aus einer anderen Epoche stammte. Vieles entstand in Reimform. Seitenlange Texte klangen für mich wie Gedichte ohne Ende und manchmal auch ohne Anfang. Vieles wiederholte sich immer wieder, wenn es auch jedes Mal ein wenig anders formuliert war.

Das hatte zur Folge, dass ich einerseits felsenfest davon überzeugt war, meinen Geistführer Emanuel zu channeln, der im sechzehnten Jahrhundert mein spiritueller Koranlehrer gewesen war und ich das Ganze andererseits nicht ernst nehmen konnte, weil seine Angaben nicht überprüfbar waren. Es war mir somit freigestellt, daran zu glauben oder nicht. Was die Tatsache nährte, dass Zweifel und Glauben sich immer die Waage halten.

Ich entschied mich damals dafür, daran zu glauben. Denn die Gefühle beim Schreiben waren stark, berührend und überwältigend. Es konnte für mich gar nicht anders sein. Handelte ich nach den Vorschlägen und Vorgaben meiner Texte, steuerte ich jedoch mit traumwandlerischer Sicherheit jedes Mal in eine Katastrophe. Dem Himmel sei Dank stellten sich die Ereignisse im Nachhinein als etwas Gutes heraus. Rückblickend kann ich sagen, dass mich jede Katastrophe stärkte und mich weiterbrachte.

Dieses Wesen aus der geistigen Welt, das ich Emanuel nannte, hat mich, wenn ich durch mein „Versagen“ nicht erreichte, was ich wollte, mit unglaublicher Liebe getröstet und aufgefangen. Noch nie in meinem Leben hatte ich ein mitfühlenderes und verständnisvolleres Wesen wahrgenommen. Das Wesen, Emanuel, konnte nicht menschlich sein. Und es konnte auch kein Ausdruck meiner Selbst sein, denn ich war es ja, der mich für mein Scheitern verurteilte und geißelte. So viel Liebe traute ich mir nicht zu.

Wenn Emanuel mich tröstete und in den Arm nahm, fühlte ich mich glücklich und war der zufriedenste Mensch der Welt. Unser zusammen Schreiben löste eine physische Nähe zu ihm aus, sodass ich ihn körperlich wie einen Menschen in meiner Nähe wahrnehmen konnte. Dass mein Umfeld mich in der Zeit als psychisch neben den Schuhen stehend sah, kann ich ihm nicht verübeln. Es war eine sehr intensive Zeit. Nach einer Weile lernte ich, zu trennen, was aus der geistigen Welt kam und was aus dem Sammelsurium meines Unterbewusstseins geflossen ist und nach Ausdruck verlangte. Das fühlt sich sehr ähnlich an, ist aber nicht dasselbe.

Das automatische Schreiben wurde mein ständiger Begleiter. Ich entwickelte die Fähigkeit, schriftlich mit meinem Geistführer zu kommunizieren. Ich wusste, wann er am Schreiben war und wann ich. Seine Sprache und Handschrift unterscheidet sich noch heute von der meinen. Doch das Verständnis und die Liebe füreinander hat sich angeglichen. Ich empfinde heute, über zwanzig Jahre nach diesen Erlebnissen, für mich selbst so viel Liebe, wie er mir damals geschenkt hat. Heute sind wir eins. Das habe ich den vielen Briefen zu verdanken, die wir uns gegenseitig geschrieben haben. Emanuel war damals fast zwei Jahre lang die beste therapeutische Begleitung durch mein Burnout.

Das war, kurz nachdem ich mein Geschäft aufgegeben hatte. Da lehnte ich jede Arbeit ab. Ich konnte nicht mehr. Ich war am Boden und hoffnungslos. Doch dank einer inneren Kraft, die mich zu führen schien, gab ich nicht mich, sondern alles andere auf. So schaffte ich es, den Fernseher aus dem Haus zu werfen, alle meine Ersparnisse und die Altersvorsorge als Kapital für mein neues Leben einzusetzen, mit den meisten Freunden und der Gesellschaft, in der ich mich bewegte, zu brechen, während einem Jahr nicht fernzusehen, keine Zeitung zu lesen, kein Radio zu hören und mich in mich zurückzuziehen. Das Einzige, was ich in der Zeit tat, war schreiben. Automatisch schreiben.

Ich schrieb alles aus mir heraus. Ich kotzte alles aufs Papier, mein ganzes Leben, mein ganzes Sein. Mal dachte ich dabei, es sei ein wundervoller Roman, was aus mir fließt und ich ein großer Schriftsteller. Mal fühlte ich mich als versagenden Menschen, dessen literarische Ergüsse nicht mehr waren als sein Lebensmüll. Und immer, wenn ich einen großen Stapel Papier aus unleserlichen Geschichten, wirren Gedichten und psychedelischen Briefen an ein Wesen, das niemand außer mir sehen und wahrnehmen konnte, geschrieben hatte, zog ich mich an einen geschützten Ort im Wald zurück und verbrannte jedes einzelne Blatt. Dann kehrte ich leer und irgendwie leicht zurück und schrieb Emanuel einen neuen Brief.

Wenn ich manchmal nicht weiterweiß, tue ich das heute noch. Trotz meines Wissens, dass ich das nicht mehr brauche. Ich bin dankbar und demütig geworden. Emanuel hat mich, als mein persönlicher Psychotherapeut, zielsicher durch die größte Krise meines Seins geführt. Er hat mir geholfen, mein Karma wieder ins Reine zu bringen und der zu werden, der ich immer sein wollte. Das war all die Jahre, durch meinen Glauben an das, was mir Eltern, Schule, Vorbilder und Trugbilder der gedruckten und gesendeten Medien unserer Gesellschaft übertragen haben, unmöglich gewesen. Ich wusste damals nicht, wo das automatische Schreiben herkommt und für was es ursprünglich gedacht war. Das habe ich erst vor wenigen Jahren entdeckt.

Beschrieben, bzw. in unserer „modernen" Welt verwendet, wurde diese Schreibtechnik nämlich nicht von den Esoterikern, New-Age-Philosophen oder Medien. Die Ursprünge der Écriture automatique gehen auf die Psychologie um 1900 zurück. Der Begriff selbst wurde um 1889 vom französischen Psychotherapeuten Pierre Janet im Rahmen therapeutischer Versuche geprägt. Janet hielt seine Patienten im Halbschlaf, in Trance oder unter Hypnose zum Schreiben an, um das Unbewusste ins Bewusstsein zu holen. Er führte dieses Schreibverfahren als psychologische Behandlungsmethode ein. Durch den unbewusst gesteuerten Schreibfluss erhält der Patient neue Ideen bzw. neue Kombinationen von Ideen oder Assoziationen, und es können unbewusste Eindrücke und Erlebnisse verarbeitet werden. Die Methode wird auch verwendet, um den Schreibstart zu erleichtern oder um Schreibblockaden abzubauen (Quelle: https://de.wikipedia.org/wiki/Écriture_automatique https://de.wikipedia.org/wiki/Pierre_Janet).

In der Literatur wurde die Methode der Écriture automatique von der Gruppe der Surrealisten um André Breton im Paris der 1920er-Jahre adaptiert. Das automatisch Niedergeschriebene, welches sich einem planvollen Aufbau ebenso widersetzt wie einer nachträglich zensierenden Korrektur, diente hier nicht zur Heilung von Krankheiten, zur Erstellung von Psychogrammen oder zur Überwindung von Persönlichkeitsspaltungen, sondern postulierte die unbewussten,traumhaften und spontanen Elemente-menschlicher Eingebung als Grundlage für eine neue Art der Kreativität.

André Breton hat die Écriture automatique als „Denkdiktat ohne jede Kontrolle der Vernunft" beschrieben. Als Vorgang, bei dem das Schreiben dem Denken unzensiert folgt, ihm gleichsam hinterherläuft. Am ehesten soll dies gelingen, wenn man sich nach dem Aufwachen noch im Halbschlaf an den Schreibtisch setzt und die im Dämmerzustand formulierten Sätze sogleich aufschreibt, sozusagen „unbewusst" oder „an der Schwelle des Traums". Breton berichtete, er habe diese Technik eingesetzt, nachdem er einmal beim Einschlafen visuelle und akustische Erscheinungen gehabt habe(!) (Quelle: https://de.wikipedia.org/wiki/André_Breton).

Erstes Werk der Écriture automatique war 1919 Les Champs magnétiques (Die magnetischen Felder) von Breton und Philippe Soupault. Auch Bretons weiteres literarisches Schaffen wurde durch die Methode stark geprägt. Er wendete dieses Verfahren sowohl in Prosatexten wie 1924 in Poisson solluble (Löslicher Fisch) als auch in Gedichten wie Tournesol (1923) oder Le revolver a cheveux blancs (Der weißhaarige Revolver, 1932) an. Mit dem Roman Nadja (1928) erweiterte er dieses Verfahren durch ein eher assoziatives Beschreiben realer Erlebnisse. Und im ersten surrealistischen Manifest (1924) gab Breton gleich noch Anweisungen zur Nachahmung der Écriture automatique:

Hier Bretons Version der Eingangs beschriebenen Übung - das Original -, die wahrscheinlich auch der Schriftsteller Trutz Hardo nutzte, als er mir das automatische Schreiben beibrachte:

„Lassen Sie sich etwas zum Schreiben bringen, nachdem Sie es sich irgendwo bequem gemacht haben, wo Sie Ihren Geist so weit wie möglich auf sich selbst konzentrieren können. Versetzen Sie sich in den passivsten oder den rezeptivsten Zustand, dessen Sie fähig sind. Sehen Sie ganz ab von Ihrer Genialität, von Ihren Talenten und denen aller anderen. Machen Sie sich klar, dass die Schriftstellerei einer der kläglichsten Wege ist, die zu allem und jedem führen. Schreiben Sie schnell, ohne vorgefasstes Thema, schnell genug, um nichts zu behalten, oder um nicht versucht zu sein, zu überlegen. Der erste Satz wird ganz von allein kommen, denn es stimmt wirklich, dass in jedem Augenblick in unserem Bewusstsein ein unbekannter Satz existiert, der nur darauf wartet, ausgesprochen zu werden. (...) Fahren Sie so lange fort, wie Sie Lust haben. Verlassen Sie sich auf die Unerschöpflichkeit des Raunens. Wenn ein Verstummen sich einzustellen droht, weil Sie auch nur den kleinsten Fehler gemacht haben: einen Fehler, könnte man sagen, der darin besteht, daß Sie es an Unaufmerksamkeit haben fehlen lassen - brechen Sie ohne Zögern bei einer zu einleuchtenden Zeile ab. Setzen Sie hinter das Wort, das Ihnen suspekt erscheint, irgendeinen Buchstaben, den Buchstaben l zum Beispiel, immer den Buchstaben l, und stellen Sie die Willkür dadurch wieder her, dass Sie diesen

Buchstaben zum Anfangsbuchstaben des folgenden Wortes bestimmen." (Quelle: Die Manifeste des Surrealismus. Deutsch von Ruth Henry. 1993, ISBN 3-499-55434-8)

Als ich diese Technik erlernte, gab es weder Wikipedia, noch wusste ich etwas über die französische Literatur oder die Psychologie. Genauso wenig sahen weder der Schriftsteller Breton noch der Psychologe Janet eine Verbindung zur geistigen Welt darin. Trotzdem hat es bei uns dreien funktioniert. Die Technik kann jederzeit für das eine oder andere adaptiert werden - was ich in meinen Workshops, Ausbildungen und insbesondere bei den Behandlungen und Coachings praktiziere. Genauso, wie es der Mensch in seinem Sein tun sollte: alles Wissen anwenden und aus allen Ressourcen schöpfen. Was wirklich funktioniert, funktioniert auf verschiedenen Ebenen.

Anstand zum Beispiel funktioniert auf allen Ebenen. Genauso haben Respekt, Liebe, Offenheit, Transparenz, Verständnis, das Streben nach Nachhaltigkeit im Tun und Sein Auswirkungen und Einfluss auf alle Ebenen unseres Lebens. In Familie, Beruf, Gesellschaft, den musischen Gebieten und in uns selber, wenn wir ganz alleine für uns sind. Umgekehrt hinterlassen Egoismus, Zynismus, Gewalt, Lug, Betrug und die Gier nach dem persönlichen Vorteil ebenso Spuren auf allen Ebenen zugleich. Da gibt es keine Trennung. Ich kann nicht ein liebevoller, verantwortungsbewusster Familienvater sein und gleichzeitig Crack verkaufen, Atombomben werfen oder Andersdenkende verurteilen.
Für mich beinhalten Texte, die tatsächlich von Geistwesen diktiert oder geschrieben werden, immer nachvollziehbare

Wahrheiten, die von Natur aus gewachsen sind und von einer Handschrift zeugen, die nicht von dieser Welt ist. Solche Texte berühren und machen Sinn, sind nie kompliziert oder unverständlich. Sie brauchen nie erklärt zu werden. Das ist ein besonderes Merkmal von tatsächlich gechannelten Botschaften. Sie sind für alle verständlich – außer für diejenigen, die sich den Inhalten verweigern möchten. Wenn auch Details in gechannelten Nachrichten durchaus in einem Fachjargon geschrieben sein können.

Gefahren sehe ich in dieser Methode des Channelings keine. Außer vielleicht dann, wenn das Medium die erhaltenen Botschaften adaptiert und eine einzig gültige Erklärung proklamiert. Dann laufen wir Gefahr, in Abhängigkeit eines solchen Mediums (ich nenne es hier einen Guru) zu verfallen. Abhängigkeit ist die größte Gefahr, die einem in der spirituellen Arbeit droht. Gefahr droht nicht von der liebevollen, geistigen Welt, sondern von verblendeten, diesseitigen Menschen, die sich als Heilsbringer, Gurus oder Allwissende sehen und die davon ausgehen, dass andere ihre Versionen bedingungslos übernehmen müssen.

Ob dein Guru ein offener oder eher ein manipulativer Charakter ist, findest du leicht heraus, wenn du seine Erklärungen einmal infrage stellst. Oder, wenn du ihm als langjähriger Teilnehmer seiner Seminare und Retreats eröffnest, dass du dir jemand anderen suchen oder einmal eine Auszeit nehmen willst. Dann spielen solche Figuren (und leider auch deren Anhängerschaft) gerne die beleidigte Leberwurst und die Bestrafung in Form von Ausgrenzung, Ausschließen aus der Gruppe und Mobbing folgt auf dem Fuße. Da ist Nulltoleranz stark verbreitet.

Ein wahrer Guru überlässt es dir, aus den Channelings für dich herauszunehmen, was dich berührt. Wenn du Fragen dazu äußerst, erklärt er nicht dogmatisch oder begrenzt, sondern klärend und offen. Sauber gechannelte Texte beinhalten immer viele Weisheiten und lassen nur wenige Möglichkeiten der Fehlinterpretation offen. Solche Texte können schwerlich missbraucht werden, da sie Missbrauch nicht beinhalten.

Ein falscher Guru geht offensichtlich in Resonanz zu einer vorgefassten Absicht unserer materiellen Ebene und adaptiert während des Channeling das seine dazu. Das geschieht insbesondere in eingeengt religiösen oder sektiererischen Kreisen, wo es darum geht, die Mitglieder bei der Stange zu halten oder zu bestimmten Handlungen und Sichtweisen zu bewegen. Das hat mit dem freien Willen des Menschen nichts zu tun, eher mit der Manipulation desselben und einer Gehirnwäsche.

Was nicht heißt, dass der Ursprung der Worte, die ein Medium channelt, nicht aus der geistigen Welt oder meinetwegen aus Atlantis, Lemuria oder der siebten Dimension kommen. Es heißt, dass das superschnelle Gehirn des Gurus reinfunkt. Das ist normal, darum prüfen wir es mit unserem gesunden Menschenverstand - bevor wir es als allgemeingültige Wahrheit uns selbst und unseren Mitmenschen überstülpen.

Wir können es so sehen: Es gibt beim automatischen Schreiben mit der geistigen Welt verschiedene Ebenen.

Nicht auf jeder Ebene verfasst das Medium automatisch vor Weisheit und Tiefgründigkeit triefende Texte, nur weil es mit einem Geistwesen verbunden ist. Das liegt aber nicht am Geistwesen! Das ist unser Menschlich-Sein.

Haben wir als Medium das Ego etwas zurückgestellt und unser Unterbewusstsein überwunden, kommt erst einmal die inspirative Ebene des Schreibens. Auf dieser Ebene erhalten wir Inspiration und Information. Der Ausdruck entsteht in Zusammenarbeit mit unserem Ich, unserem Ego. Das Ego wird dabei als unverzichtbares Werkzeug eingesetzt.

Für die inspirative Ebene machen ein Schreibkurs und etwas Ahnung von Satzstellung und Interpunktion durchaus Sinn. Denn es werden unser Intellekt und geistiges Wissen mitgenutzt. Du schreibst also immer über etwas, worüber du Bescheid weißt. Oder zumindest über etwas, womit du sich selber beschäftigst. Das ist nicht kompliziert, das kann man üben.

Es gab und gibt in der Geschichte der Medialität herausragende Persönlichkeiten, die das automatische Schreiben bewusst oder unbewusst nutzten. Unzählige Bücher und großartige Werke sind auf diese Weise entstanden. Bücher, die spirituelle Bewegungen ausgelöst und begleitet haben oder Werke, die Weltreligionen zu schaffen imstande waren. Viele Propheten erklären, dass ihnen ihre Schriften vorgezeichnet oder diktiert wurden. Allen voran der Prophet Mohammed, der den Koran vom Erzengel Michael diktiert bekommen haben soll. Allerdings konnte Mohammed nicht schreiben. Trotzdem bekam er während dreiundzwanzig Jahren immer wieder neue Botschaften zu allen möglichen Themen vom Erzengel Michael. Die Texte wurden von Gabriel in Versform diktiert und der Prophet lernte sie auswendig. Als Mohammed im Jahr sechshundertzweiunddreißig starb, organisierte sein Freund Abu Bakr, dass die von Gabriel überbrachten Offenbarungen endlich aufgeschrieben wurden. Mohammeds Freunde schufen die hundertvierzehn Suren des Koran, die bis heute jede Koran Ausgabe Wort für Wort enthält. Denn der Koran wurde und wird nicht verändert.

Spannend ist auch die Geschichte der als Heilige und Kirchenlehrerein verehrte Hildegard von Bingen (1098-1179). Hildegard wurde in ihrem achten Lebensjahr, wie damals üblich, von ihren Eltern als Oblatin dargebracht und in religiöse Erziehung gegeben. In ihrer Biographie ist zu lesen: „In meinem achten Jahr aber wurde ich zu geistlichem Leben Gott dargebracht (*oblata*) und bis zu meinem fünfzehnten Jahr war ich jemand, der vieles sah und mehr noch einfältig aussprach, so dass auch die, welche diese Dinge hörten, verwundert fragten, woher sie kämen und von wem sie stammten." (Quelle: Autobiographie „Leben der heiligen Hildegard" von Monika Klaes, erschienen 1998 im Herder Verlag, S. 125 ISBN: 9783451233661)

Später dann, als Erwachsene, schrieb sie in der Niederschrift ihrer Visionen, Scivias („Wisse die Wege"): „Ich aber, obgleich ich diese Dinge hörte, weigerte mich lange Zeit, sie niederzuschreiben - aus Zweifel und Missglauben und wegen der Vielfalt menschlicher Worte, nicht aus

Eigensinn, sondern weil ich der Demut folgte und das so lange, bis die Geißel Gottes mich fällte und ich ins Krankenbett fiel; dann, endlich bewegt durch vielerlei Krankheit [...] gab ich meine Hand dem Schreiben anheim. Während ich's tat spürte ich [...] den tiefen Sinn der Heiligen Schrift; und ich erhob mich so selbst von der Krankheit durch die Stärke, die ich empfing und brachte dies Werk zu seinem Ende - eben so - in zehn Jahren. [...] Und ich sprach und schrieb diese Dinge nicht aus Erfindung meines Herzens oder irgend einer anderen Person, sondern durch die geheimen Mysterien Gottes, wie ich sie vernahm und empfing von den himmlischen Orten. Und wieder vernahm ich eine Stimme vom Himmel, und sie sprach zu mir: Erhebe deine Stimme und schreibe also!" (Quelle: Autobiographie, Klaes 1998, S. 125 ISBN: 9783451233661)

Offensichtlich schrieb eine nichtmaterielle Kraft durch die gute Hildegard von Bingen und ihr Körper übermittelte deutliche Botschaften, wenn sie nicht auf ihre innere Stimme hörte. Sie schaffte, selbst in ihrem religiösen Umfeld zu wirken, wo Anklagen wegen Ketzerei und Christianismus drohten.

Die sehr bildlichen Beschreibungen ihrer körperlichen Zustände und ihrer Visionen interpretiert der Neurologe Oliver Sacks als Symptome einer schweren Migräne, speziell aufgrund der von ihr geschilderten Lichterscheinungen (Auren). Sacks und andere moderne Naturwissenschaftler vermuten, dass Hildegard an einem Skotom litt, das halluzinatorische Lichtphänomene hervorrief. Kannst du das glauben?

Ob mithilfe ihrer geistigen Welt, Migräne oder unter dem Einfluss skotomöser Halluzinationen, Hildegard von Bingen verfasste visionäre Texte und viele natur- und heilkundliche Schriften. In ihr zuzuschreibenden Werken wird über die Eigenschaften und Wirkungen von Kräutern, Bäumen, Edelsteinen, Tieren und Metallen berichtet, über allgemeine Darstellung der Schöpfung, der Natur und insbesondere der menschlichen Natur. Es ist von einzelnen Krankheiten und ihrer Behandlung sowie von der Diagnostik die Rede. Alles so eindrücklich und bis heute aktuell, dass um 1970 sogar der Marketingbegriff „Hildegard-Medizin" eingeführt wurde. Und die Hildegard-Forschung hat mittlerweile weltweite Bedeutung. In Deutschland und Europa befassen sich unzählige Diplomarbeiten, Forschungsgruppen und Hildegard-Gesellschaften mit den Schriften und dem Wirken der Heiligen.

Das automatische Schreiben birgt als Zweig der Intuitiven Trance Medialität und des Intuitiven Trance Healing viel Potenzial. Nicht bloß für Bücher und gewaltige Werke. Im Kleinen ist das Große oft genauso zu erkennen. Darum setze ich mich nach jeder Fernbehandlung kurz hin, bitte darum, schreiben zu dürfen und erfahre so, auf die mir eigene Weise, was für die Klientin/den Klienten in dem Moment von Bedeutung ist. So geht das.

Kapitel 11: Intuitive Trance Medialität

Wie gesagt, du hast tausend Möglichkeiten, die du nutzen und verwenden kannst, um dir und anderen Gutes zu tun. Das automatische Schreiben ist nur eine von vielen Möglichkeiten. Wir drücken uns im Leben sehr vielfältig aus. Es ist schade, sich selbst nur auf wenige Arten zu begrenzen. Sind wir in einem empfänglichen Zustand, nutzt die geistige Welt alle unsere Fähigkeiten. Nicht nur das Schreiben. Sie fördert das inspirierte Sprechen und mediales, inspiriertes Malen. Sie ist auch hundert Prozent präsent und mit von der Partie, wenn du jemandem eine Kopfmassage gibst oder einfach nur für einen Menschen da bist. Jede Tätigkeit wird in solchen Momenten beseelt und hat eine lebendige, heilende Wirkung. Vieles davon passt nicht in die Schublade des klassischen geistigen Heilens oder des Trance Healing und wir rutschen in dem Punkt in etwas Neues hinein, das der mentalen medialen Arbeit, dem Mental Mediumship, nahe steht oder zumindest ähnelt.

Mental Mediumship bezeichnet den klassischen Jenseitskontakt, wo das Medium mit Verstorbenen kommuniziert. Damit das funktioniert, beschleunigt das Medium seinen Geist und sucht die eigene Schwingung zu erhöhen, da davon ausgegangen wird, dass Verstorbene in einer höheren Schwingungsebene leben. Die Kommunikation spielt sich in der bekannten Form des Frage-und-Antwortspiels ab und ist ein Hin und Her. Das Medium fragt, der Verstorbene antwortet und das Medium interpretiert die Antwort und gibt sie dem Empfänger weiter. Dem Empfänger der Nachricht soll dabei der Verstorbene so präzise wie möglich beschrieben werden, damit dieser weiß, von wem der Anruf aus der jenseitigen Welt ist. Man will sich sicher sein, wer da mit dem Medium spricht und das Weiterleben nach dem körperlichen Tod belegen. Das ist eine aktive Angelegenheit und für das Medium manchmal eine anstrengende Sache.

Trance Medialität ist, wie das Trance Healing, für den Geist des Mediums eine passive Angelegenheit. Das Medium lässt dabei los und beteiligt sich nicht aktiv am Gespräch. Es beobachtet den Atem, entspannt sich und stellt nicht dauernd Fragen. Wenn Fragen vorhanden sind, werden diese im Vorfeld verinnerlicht oder notiert, und so der geistigen Welt zur Beantwortung überlassen. Das können konkrete Fragen zu Situationen oder Entscheidungsfindungen sein oder bestimmte Gefühle und Zustände ansprechen. Nachdem das Medium sich entspannt und mit der geistigen Welt verbunden hat, lässt es aus der geistigen Welt auftauchen, was diese dazu zu „sagen" hat. Nicht wir als Medien entscheiden dabei, was gesagt oder beantwortet wird. Ob auf die Fragen eingegangen wird oder nicht und wie die Antworten ausfallen, entscheidet letztendlich die geistige Welt oder das Geistwesen, das sich als Kommunikator zur Verfügung stellt.

Das klingt jetzt mystisch und geheimnisvoll und mit dem passenden Setup könnte man es sich auch sehr gespenstisch einrichten. Es ist jedoch ganz bodenständig und für Medien, die damit arbeiten, schlicht normal. Die Antwort aus der geistigen Welt schreibt das Medium auf, wie beim automatischen Schreiben. Oder es lernt, zu channeln und spricht noch in der Tiefenentspannung aus, was es von seinem Geist- oder Helferwesen gesagt erhält.

Das Medium fragt innerhalb der Sitzung nicht rück, denn das würde das Ende der geistigen Passivität des Mediums bedeuten und es aus der Entspannung holen. Tut man es trotzdem, passiert nichts, man rutscht lediglich wieder in einen alltäglichen Bewusstseinszustand. In diesem können wir auch kommunizieren - aktiv und mental. Bleibt das Medium in der Entspannung, kann der Empfänger des Channelings - das kann eine Person oder eine ganze Gruppe sein - den Kommunikator, also das Geistwesen, das durch das Trance Medium spricht, direkt ansprechen und Fragen stellen. Das Geistwesen spricht in der Intuitiven Trance Medialität also nicht mit, sondern durch das Medium.

Auch hier gibt es verschiedene Stufen, die sich vermischen oder für sich alleine stehen. Die Tiefe der Trance bestimmt nicht das Medium, sondern der Kommunikator. Die für mich erste Stufe, dem inspirierten Sprechen, erhält das Medium Input vom Kommunikator. Diese Inputs verwebt die geistige Welt in das Wissen des Mediums, dessen Anteil am Gespräch demgemäß hoch ist. Das ist oft in Therapiesitzungen der Fall. Zum Beispiel, wenn das Medium gleichzeitig Naturheilpraktiker ist. Da ist geistiges und weltliches Wissen gefragt. Das inspirierte Sprechen eignet sich auch hervorragend für Vorträge und ich denke, die meisten spirituellen Ratgeber sind so entstanden.

Innerhalb eines spirituellen Gottesdienstes der Spiritualisten, sei es von der SNU oder einem anderen Zweig dieser Religion, wird das inspirierte Sprechen jeweils am Anfang des Treffens praktiziert. Es entspricht in etwa der Predigt in einer katholischen Kirche, mit dem Unterschied, dass nicht auf eine heilige Schrift verwiesen wird. Die Botschaft ist frei aus dem Leben gegriffen. Das Medium hat dazu im Vorfeld maximal ein Thema definiert, den Rest lässt es offen. Die inspirierte Rede entsteht im gegenwärtigen Moment. Das braucht Mut und setzt Vertrauen in die geistige Führung voraus. Es ist nicht einfach, sich vor einer versammelten Menschenmenge hinzustellen und eine tiefgreifende Rede zu halten. Da kann man schon einmal rote Ohren und nasse Hände bekommen. Natürlich gibt es auch in spiritistischen Kirchen Leute, die sich gezielt vorbereiten und eine klassische Predigt halten. Dann ist es kein inspiriertes Sprechen, sondern eine normale Predigt oder ein Vortrag.

Channeling ist für mich die nächste Stufe in dem Prozess. Channeling definiere ich als ein „inspiriertes Sprechen in Trance". Dazu benötigen wir einen Trance-Zustand. Der an der Rede Einfluss nehmende Anteil des Mediums sinkt dabei, der Anteil des Kommunikators aus der geistigen Welt steigt. Das Gehirn eines geübten Mediums kann sich dabei sogar im Tiefschlaf befinden, wie Messungen ergeben haben, die ich zusammen mit Chris Connelly 2017 in Schottland durchführen durfte.

Chris Connelly ist Wissenschaftler und Spiritualist. Er programmiert in seinem Alltagsjob Satelliten und arbeitet für sich an einer Studie, in der er die Gehirnaktivitäten bei praktizierenden Medien misst. Er misst und vergleicht die Gehirnaktivitäten von spirituellen Medien bei unterschiedlichen Arbeitsweisen untereinander und kann so feststellen, welche Bereiche im Gehirn dabei aktiv sind und welche nicht. Er verfügt diesbezüglich bereits über eine große Datenbank, die Aufschluss darüber gibt, wo die Unterschiede bei den verschiedenen Disziplinen der medialen Arbeit liegen.

Wenn wir uns als Menschen einfach unterhalten, sind wir im Alltagsmodus. In unserem Gehirn sind dann ganz bestimmte Bereiche aktiv. In einer Meditation oder einer medialen Sitzung ist das schon anders und im Schlaf oder in Trance ebenfalls. Der Vergleich der Gehirnaktivitäten von arbeitenden Medien mit den Aktivitäten von Nicht-Medien zeigt nämlich deutlich, dass etwas in uns geschieht. Somit ist das Messen einerseits eine effiziente Methode, um Scharlatane zu entlarven und andererseits gibt es Aufschluss darüber, welche Bereiche der medialen Arbeit mit welchen Ressourcen unseres Gehirns arbeiten.

Bei mir haben die Messungen in erster Linie ergeben, dass ich ein Gehirn habe. Das hat mich zutiefst beruhigt und einige meiner Lehrer Lügen gestraft. In zweiter Linie konnten wir feststellen, dass meine Gehirnaktivitäten beim Sprechen in Trance der Aktivität eines schlafenden Menschen entsprechen. Ich channelte für die Messungen ein Geistwesen, das durch mich für die Anwesenden einen philosophischen Vortrag hielt. Dabei waren diejenigen Bereiche in meinem Gehirn in Tiefschlaf, die normalerweise für unsere Sprachsteuerung, für Wortfindung, Satzbildung usw. verantwortlich sind. Auf einer Grafik stellte das die verwendete Software in Farben dar. Neben Grün und Gelb, die mittelmäßige Gehirnaktivitäten bedeutete, verwendete das Programm Rot für aktiv und Blau für passive Zustände. Je schwächer der Farbton, umso schwächer die Aktivität und umgekehrt.

Wir forschten eine Woche lang in der University of St. Andrews, anlässlich eines Kongresses der ISF, der International Spiritualist Federation, einer weltumspannenden Organisation, wo sich Medien aus aller Welt treffen, gegenseitig weiterbilden und austauschen. Ich erhielt bei der Gelegenheit einen eindrücklichen Einblick in die Vorgänge und Prozesse, die ablaufen, wenn wir medial arbeiten. In der Gruppe professioneller Medien aus verschiedenen Bereichen, die in der Woche mit Chris Connelly forschten, zeigte sich klar und wissenschaftlich, dass es große Unterschiede gibt. So sind die Gehirnaktivitäten bei Medien, die Jenseitskontakte vermitteln, anders als die, die spirituelle Porträts zeichnen. Deutliche Unterschiede sind auch zwischen dem Spiritual Healing und dem Trance Healing zu sehen, denn es werden unterschiedliche Bereiche in unserem Gehirn von der geistigen Welt „abgeschaltet". Es war auch gut zu erkennen, dass spirituelles Heilen und Trance Healing wirken, denn die Patienten wurden ebenfalls verkabelt. Fazit: Beides wirkt, das konnten wir beweisen.

Große Unterschiede sind auch zu erkennen, wenn ein Medium Jenseitskontakte herstellt und mit Verstorbenen spricht oder sich in Trance begibt und channelt. Mental Mediumship (Jenseitskontakte) und Channeling (Sprechen in Trance) ist definitiv nicht dasselbe. Mental Mediumship ist aktiv und ein sauberes Channeling zutiefst passiv.

Bei einer der Messungen in meinem Gehirn zeigte sich eine interessante Situation, die neue Fragen aufwarf, wie die geistige Welt arbeitet. Es war nämlich ein Unterschied festzustellen, wenn ich ein Geistwesen in meiner

Muttersprache oder in Englisch channelte. Als ich ein Geistwesen in Englisch channelte, fand innerlich eine Übersetzung statt. Trotzdem befand sich mein Gehirn im Tiefschlaf, wie wenn ich in meiner Muttersprache reden würde. Ein kleiner, für sich vollkommen isolierter Bereich meines Gehirns war jedoch aktiv. Von der Software wurde das ganze Gehirn passiv und grafisch tiefblau dargestellt, nur ein kleiner Bereich leuchtete rot wie Rudolfs Nase an Weihnachten. Das wäre nichts Ungewöhnliches, schließlich musste mein Gehirn übersetzen, also aktiv sein. Das Ungewöhnliche daran war, dass die geistige Welt für die Übersetzungen nicht die „normalen" Bereiche nutzte, sondern Bereiche, in denen meine Emotionen zu Hause sind. Das Übersetzen war demnach nicht gedacht, sondern emotional gesteuert oder ein emotionaler Prozess. Emotionen reden sonst nicht, wenn sie uns auch viel sagen können.

Ein weiterer Unterschied von der Intuitiven Trance Medialität zu Mental Mediumship ist, dass es nicht unbedingt nötig ist, einen Kommunikator zu belegen. Als Kommunikator wird dasjenige Wesen oder derjenige Verstorbene aus der geistigen Welt bezeichnet, das mit dem oder durch das Medium spricht. Im klassischen englischen und amerikanischen Spiritualismus wird lediglich mit verstorbenen Menschen gearbeitet, die sich beschreiben und im Idealfall durch die präzise Beschreibung auch identifizieren lassen.

Bei der Intuitiven Trance Medialität brauchen wir keinen Verstorbenen zu beschreiben, bis der Empfänger der Nachricht ihn identifizieren kann. Sprechen wir in Trance oder inspirativ in einer Halbtrance, lassen wir die Worte einfach kommen und fließen. Fast wie beim automatischen Schreiben. Wir gehen davon aus, dass jede menschliche Beschreibung des Geistwesens sowieso nur dazu da ist, damit unser Ego es einordnen kann. Und das hin und her, das durch das Einordnen entsteht, ist eine aktive Handlung, die uns aus der Entspannung holt. Die Entspannung (Passivität) ist aber nötig! Die Entscheidung anzunehmen, dass tatsächlich ein Geistwesen spricht und das Gesagte für den Empfänger relevant ist, überlassen wir dem Empfänger. Der ist a) nicht blöd und b) wird es körperlich wahrnehmen, weil diese Form der Medialität immer einen starken physischen und emotionalen Charakter aufweist.

Der Ursprung, für diese Art zu arbeiten, findet sich im Apollotempel im Orakel von Delphi, in den verschiedensten schamanistischen Lehren und in der Prophetenlehre. Und da geht es immer darum, dass das Transportierte – sei es in Form von Sprache, Schrift, Bild, Heilenergie oder einer anderen Variante der Materialisation – eine bestimmte Wirkung auf den Empfänger hat. In unserem Fall, dem Healing, ist die angestrebte Wirkung gegeben. Wir wollen Heilung für den Empfänger und für uns selbst. Das Ausüben der Intuitiven Trance Medialität beinhaltet deshalb automatisch in hohem Maße die Weiterentwicklung und Heilung des Empfängers und des Heilers und ist ein Bestandteil vom bereits erwähnten Intuitiven Trance Healing.
Aus diesem Grund bin ich ja darauf gekommen, dass es viel besser und effizienter für meine Klientel ist, wenn ich nicht nur behandle, sondern jedem Menschen diese einfachen Methoden zwecks Selbstbehandlung und Heilung beibringe. Nach dem Motto, wer sich selbst heilt,

braucht keinen teuren Arzt - kann aber anderen zeigen, wie es geht. Ein Medium hat mir das einmal als Message aus der geistigen Welt überbracht. Sie sagte: „Du heilst, indem du zeigst, wie man andere heilt." Das finde ich eine treffende Beschreibung für die Aufgabe, die ich für mich ausgesucht habe.

Innerhalb der Intuitiven Trance Medialität nutzt die geistige Welt, je nach Bedarf, Elemente aus den verschiedensten Richtungen. Mediale Kommunikation, Trance und Physical Trance, Trance Healing, Speaking, kreatives Arbeiten mit Farben und Karten, Channeling, inspiriertes Sprechen und Schreiben, Erkenntnisse aus der Quantenlehre, schamanische Übungen und mehr. Alles, was vorhanden ist, kann zum Zuge kommen. Weil es im Leben eines Menschen nichts gibt, das nicht irgendwann auch nützlich sein kann. Und wenn es nur dafür da ist, für einen anderen Menschen Verständnis aufzubringen.

Wenn ich Kurse und Workshops für Intuitive Trance Medialität gebe, folgen wir keinem festgelegten Ablauf. Die geistige Welt und ihre darin atmende Seele kennt keine festen Abläufe in der Ausbildung, weil jeder Mensch seinen eigenen Ablauf hat. Wir setzen nur ein Thema, so wie das Schreiben, Zeichnen oder das Arbeiten mit der Stimme. Dann lassen wir unsere innere Schöpferkraft ans Ruder und bekommen, was für unser Herz von Belang ist und nach Ausdruck verlangt. Das können wir bewusst für uns selbst oder für andere tun. Wie das funktioniert, zeige ich hier im Buch in einer dreiteiligen Übung, die dich ein wenig für das Neue öffnen und in deine geistige Welt führen soll. Man kann die Übungen dann für ein betreffendes

Thema adaptieren.
Du benötigst dazu einen Ort, an dem du dich wohlfühlst, Papier, etwas zu schreiben und einen beliebigen Gegenstand. Das kann ein Gegenstand aus der Natur oder ein persönlicher Gegenstand aus deinem Besitz sein. Zum Beispiel ein Tannenzapfen, eine Blume, ein Stück Holz, ein Schmuckstück oder ein Stein. Zur Not kannst du dir auch dein altes Fahrrad vorstellen, das im Keller vor sich hin rostet und das du aus sentimentalen Gründen noch nicht weggegeben hast. Der Gegenstand ist nur Mittel zum Zweck. Das Wichtigste aber, das du für diese Übung benötigst, ist deine Vorstellungskraft.

Die Vorstellungskraft führt uns auch im Leben durch die verschiedensten Ebenen und oft ans Ziel unserer Wünsche. Der Maler Pablo Picasso pflegte, zu sagen: „Everything you can imagine is real – Alles was du dir vorstellen kannst, ist real." Die Fähigkeit, zu visualisieren, ist eine der stärksten Kräfte, die wir besitzen. Und die Visualisierung das Kommunikationsmittel mit dem Universum schlechthin. Insbesondere die Emotionen, die wir in die Vision packen. Auch die geistige Welt nutzt dauernd unsere Träume, Bilder und Fantasien, um mit uns zu kommunizieren und Botschaften zu übermitteln. Jedes Medium wird dir das bestätigen und du hast es sowieso schon lange bemerkt. Und was in die eine Richtung funktioniert, funktioniert umgekehrt genauso.

Wir können mit der geistigen Welt natürlich auch in Gedanken sprechen. Das ist jedoch oft unpräzise und schwammig. Gedanken sind schnell und vom Ego leicht beeinflussbar. Wir werden oftmals getäuscht. Zudem ist unser Gehirn dermaßen schnell, dass wir die kurze Verzögerung zwischen Botschaft und Eigeninterpretation kaum wahrnehmen. Wir benötigen gerade einmal 0,04 Sekunden, um einen aus dem Nichts erscheinenden Gegenstand zu analysieren, in Gedanken zu fassen und einzuteilen. Das weckt schon mal die Illusion, es sei ein gegenwärtiger Moment der Erkenntnis. Dabei ist es nur unser schneller Verstand und seine dauernd schnatternden Gedanken.

Viel präziser und bleibender als ein flinker Gedanke ist die Vision. Ein komplexes Bild in voller Größe, das unser Wesen mit einem Blick als substanzielle Botschaft erkennt, ohne sich dabei etwas denken zu müssen. Eine Vision fährt ein, garantiert. Das bestätigen Visionäre und Erfinder von Thomas Edison bis Einstein. Sie alle kennen die Macht der Vision. Selbst die Geschichte erzählt davon.

Am bekanntesten ist wohl die Vision des römischen Kaisers Konstantin, der auf einem Marsch vor den Toren Roms, irgendwann vor der Schlacht bei der Milvischen Brücke (Ponte Milvio) im Jahre 312, zu Mittag ein Kreuz aus Licht über der Sonne mit den Worten „En touto nika" gesehen hat. Die Worte sind griechisch und bedeuten: „In diesem Zeichen siege." Und einen Sieg hatte Konstantin dringend nötig, denn sein Kontrahent, Kaiser Maxentius, verfügte über ein hunderttausend Mann starkes Heer, während Konstantin mit „nur" vierzigtausend Mann klar unterlegen war.

Das Zeichen sei Konstantin lange nicht verständlich gewesen, bis ihm in der Nacht vor der Schlacht Jesus Christus mit dem gesehenen Zeichen erschienen sei und die Verwendung des Kreuzes als Schutz- und Siegeszeichen angewiesen habe. Daraufhin sei das Labarum, ein mit Christogramm verziertes, kreuzförmiges Vexillum, angefertigt und verwendet worden. Das Labarum war die Hauptheeresfahne der Armee zur Zeit Kaiser Konstantins und das Vexillum eines der Feldzeichen. Als einziges der römischen Feldzeichen bestand das Vexillum aus Stoff und ist daher Vorläufer heutiger Fahnen und Flaggen. Das viereckige Stück Stoff hing dabei von einem Querholz herab, das an einer Tragestange befestigt war.

Diese Vision - der Glaube an den Sieg und die göttliche Führung in der Schlacht - bescherte Konstantin den Sieg über Kaiser Maxentius, die alleinige Herrschaft über das gesamte römische Reich und bedeutete für die gläubigen Christen das Ende der Christenverfolgung. Allerdings auch die Basis für Glaubenskriege bis in die heutige Zeit hinein.

Wir gehen jetzt aber nicht so weit. Weder streben wir die Weltherrschaft an, noch ziehen wir in blutige Schlachten. Wir wollen unsere Fähigkeiten stärken und die Fertigkeiten ausbilden, die uns ermöglichen, Visionen zu haben. Dazu beginnen wir, wie es sich gehört, ganz klein. Denn, wer einen großen Wurf landen will, dessen Arm entfernt sich zuerst vom Ziel, nach hinten, bevor der Ball nach vorne geschleudert wird. Wer also groß herauskommen will, der übe die Fähigkeit, sich ganz klein zu machen.

ÜBUNG „Gott sehen“ Teil 1:

Setz dich gemütlich auf einen Stuhl und betrachte deinen Gegenstand in der Hand. Lass ihn auf dich wirken, schau ihn ganz genau an. Jedes Detail. Die Oberfläche, die Form, die Farben, seinen Nutzen, das Material, aus dem er gefertigt ist. Denk nicht darüber nach. Beobachte einfach, schau ihn an. Du brauchst ihn nicht anzustarren, nur anzuschauen. Fühle ihn, nimm ihn in dir auf. Alles, was du in deinem Gegenstand erkennst, findest du in dir.

Jetzt schließe die Augen und entspanne dich. Lass los. Lockere dich. Gehe durch einen kurzen Countdown in deine Mitte.
5 Lockere und entspanne Kopf und Schultern – das entspannt den ganzen Rücken – und sorgt für eine aufrechte Haltung.
4 Entspanne bewusst den kompletten Oberkörper – Brust, Bauch, die inneren Organe – alles, was funktionieren muss, funktioniert, was es im Moment nicht benötigt, macht Pause und entspannt sich.
3 Lockere und entspanne den Unterkörper – Gesäß, Unterleib, Beine, Gelenke, Füße. Die Füße dürfen schwer auf dem Boden stehen.
2 Lockere bewusst deine emotionalen Bindungen, Verstrickungen. Löse, was dich zurückbindet, fesselt oder worin du verwickelt bist. Alles wird danach wieder da sein, doch jetzt brauchst du es nicht. Jetzt ist deine Zeit.
1 Fühle dich jetzt ganz eins. Eins mit Körper, Geist und Seele. Du bist nicht allein, du bist all-eins.

Jetzt stell dir deinen Gegenstand vor deinem geistigen Auge vor. Lass das Bild entstehen. Bau es nicht Stück für Stück, sondern lass es aus der Tiefe auftauchen. Betrachte es. Auch wenn du einen Gegenstand gewählt hast, der irgendwo anders steht, wie dein Fahrrad im Keller, lass das

Bild entstehen, auftauchen. Beobachte das Bild vor deinem geistigen Auge, betrachte es in aller Ruhe. Wenn du kein klares Bild siehst, dann stell dir vor, du würdest ein Bild betrachten. Denk dir das Bild so detailgetreu du nur kannst.

Nun stell dir vor, wie du zu schrumpfen beginnst. Du wirst immer kleiner und kleiner, der Gegenstand immer größer und größer. Die wirst winzig und der Gegenstand gigantisch. Du kannst ihn nicht mehr komplett sehen, siehst nur noch einen Teil davon. Ein Stück Oberfläche, ein Stück Material. Du siehst die Beschaffenheit, die Risse, die porösen Flächen und was glatt schien, erkennst du als raue Oberfläche mit Kratzern, die auf dich wie Schluchten wirken. Du schrumpfst immer noch und deine Umgebung wächst weiter, wird zu einem gewaltigen Universum in den Farben deines Gegenstandes.

Du bist jetzt winzig und klein und wirst von dem Gegenstand angezogen. Es ist, als ob du in einem kleinen Raumschiff sitzt und durch einen gigantischen Kosmos fliegst. Du fliegst durch die Schluchten und Täler, du tauchst ein in das Innere deines Gegenstandes. Du kannst alles sehen, wahrnehmen, erkennen. Du wirst so klein und winzig, dass es fast den Anschein macht, als könntest du zwischen den Neutronen und Protonen der Atome, aus denen dein Gegenstand besteht, reisen. Dabei siehst du alles: Wo er herkommt, weshalb er geschaffen wurde, wer ihn gefertigt hat, durch wessen Hände er gegangen ist. Du erkennst alles an dem Gegenstand. Reise in ihm umher, finde alles über ihn heraus. Nimm dir Zeit für diese Reise ins Innere deines Gegenstandes.

Nach einer Weile fliegst du wieder aus dem Gegenstand hinaus und bemerkst, wie du zu wachsen beginnst. Du wirst größer und größer und dein Gegenstand wieder kleiner. Du erkennst wieder die Flächen, Farben und Formen und nimmst dich außerhalb des Gegenstandes wahr. Nimm dir Zeit, komm wieder im Außen an. Bewege deine tiefenentspannten Beine, die Arme, den Oberkörper und kehre mit einem tiefen, körperlichen Atemzug ganz zurück. Nach ein paar Augenblicken bist du mit der Aufmerksamkeit wieder voll und ganz im Außen.

ÜBUNG „Gott sehen" Teil 2:

Nun nimmst du das Blatt und den Stift und schreibst alles auf, was dir zu der Reise in deinen Gegenstand noch einfällt. Überlege nicht lange, notiere deine Eindrücke und beschreibe deine Bilder. Egal, ob es schön klingt oder mit hundert Schreibfehlern behaftet ist. Schreibe auf, was du gesehen, gefühlt, wahrgenommen hast. Es spielt keine Rolle, wie lange du dafür brauchst oder wie viele Seiten du vollschreibst. Viel wichtiger ist, dass du alles aufschreibst, was dir dazu in den Sinn kommt. Erst wenn du damit fertig bist, dir nichts mehr einfällt, legst du das Blatt zur Seite. Dann machst du Pause.

ÜBUNG „Gott sehen" Teil 3:

Es ist jetzt mindestens eine Stunde vergangen, seit du Teil eins und zwei der Übung gemacht hast. Die Eindrücke konnten sich setzen, das Erlebte konnte dein Ego in gewohnter Manier einordnen. Der dritte Teil der Übung steht nämlich für sich selber. Es ist keine Übung aus dem zweiten Teil heraus, denn der zweite Teil ist aus uns raus. Wir haben darin alles aus uns herausgeholt und niedergeschrieben. Ausgedrückt, was uns in den Sinn gekommen ist.

Ich bitte dich, dich wieder bequem hinzusetzen, vor dir Papier und Stift. Du bist bereit, zu schreiben.

Schließe deine Augen, atme tief und ruhig – und mache dir bewusst, dass dein Atem deine Verbindung mit dem Leben ist. Atmen ist Leben!
Entspanne dich wieder, wenn du willst, mithilfe der Countdown Methode.

Wenn du dich eins fühlst, geh mit der Aufmerksamkeit bewusst zu deiner Mitte, zu deinem Herzen und lasse diese Mitte wachsen, größer werden, sich ausdehnen. Fühle, wie sich deine Herzenergie ausdehnt, in dir Raum entsteht, ein Licht darin zu strahlen beginnt und dich erleuchtet. Das Licht wird stärker und stärker und strahlt durch dich hindurch nach außen.

Nun bittest du dein inneres Kind, dein Helferwesen oder deinen Geistführer, nach vorne zu treten, in deinen heiligen Herzraum und mit dir zu schreiben. Sag in Gedanken: „Bitte schreibe ein Gedicht mit mir über meinen von mir gewählten Gegenstand."

Dann öffnest du die Augen und beginnst, zu schreiben, was dir gerade in den Sinn kommt. Lass es fließen, halte dich nicht damit auf, nachzulesen oder nachzudenken, was da gerade kommt. Schreibe und beobachte dich beim

Schreiben. Schau deiner Hand zu, wie sie sich bewegt, beobachte die Mine deines Bleistifts, wie sie über das Papier tanzt. Lass es zu und tu es.

Wenn du fertig bist, wenn du spürst, dass nichts mehr aus dir fließt, leg den Stift beiseite, bedanke dich und zieh dich wieder zurück. Nimm einen tiefen, körperlichen Atemzug und komme wieder ins Außen.

Es ist sicher ein Unterschied, ob du diese Übung zu Hause im stillen Kämmerlein oder während eines Seminars machst. In der Gruppe geht es oft einfacher. Zu Beginn jedenfalls. Mit der Zeit geht es aber zu Hause genauso gut.

In Kursen lasse ich diejenigen, die wollen, jeweils ihre Gedichte vorlesen und bitte alle anderen darum, ehrlich Feedback zu geben, was sie beim Zuhören empfinden. So habe ich viele wundervolle und einzigartige und aus tiefstem Herzen entstandene Gedichte hören können, die alle etwas gemeinsam hatten: Jedes der vorgetragenen Gedichte hat die Zuhörer berührt. Sie wurden als harmonisch, schön, liebevoll, allumfassend, göttlich berührend und besonders beschrieben.

Die Schreibenden verwendeten häufig eine etwas veraltete Form der deutschen Sprache oder schrieben in Dialekt. Auch klangen die Gedichte oftmals wie ein Gebet oder eine Huldigung an das Leben. Insbesondere dann, wenn ein Gegenstand aus der Natur verwendet wurde. Was nicht von Menschenhand geschaffen wurde, ist immer allumfassend und trägt die gesamte Schöpfung in sich.

Die meisten Kursteilnehmer sind von sich überrascht. Sie hätten weder für möglich gehalten, dass sie so etwas können, noch sind sie jemals auf die Idee gekommen, es zu versuchen. Denn wer schreibt heute noch Gedichte?

Es geht aber nicht um die Gedichte. Es geht darum, zuzulassen, was in einem schlummert und zu entdecken, wie vielfältig und vielschichtig wir sind. Du kannst alles! Du bist Teil der Schöpfung und Schöpfer zugleich. Du kannst nicht nur lesen, du kannst auch gleich schreiben. Die drei Teile der Übung „Gott sehen" kannst du für alles anwenden, was du tust. Ich schreibe meine Bücher mit dieser Technik und gerade dieser Tage habe ich das Buch eines meiner Kursteilnehmer zum Lesen erhalten, der ein Buch über sein Thema ALPHA FOKUS genauso geschrieben hat.

Du kannst offen lassen, was aus dir entsteht. Es einfach fließen lassen, ohne eine Vorgabe. Ein Gedicht vorzugeben, macht in meinen Kursen durchaus Sinn, denn das ist ungewohnt und das Resultat schnell präsentierbar. Wenn wir es offen lassen, ist es aber genauso besonders und überraschend. Mit der Zeit, wenn du gelernt hast, dich zu entleeren, das, was dich zurückbindet und fesselt, loszulassen, kannst du einfach entstehen lassen. Beobachte, was aus dir herauskommt, was durch dich in die materielle Welt gelangt. Ich verspreche dir, dass es gutartig sein wird, sofern du keine bösartigen Absichten verfolgst.

Eine Kursteilnehmerin des Trance Healing Lehrgangs, ihr Name ist Katharina (Name geändert), hat an ihrem dritten

Wochenende, als wir diese Übung machten, sich selber, mich und alle anderen Teilnehmer verblüfft. Die junge Frau hatte zuvor noch nie so etwas gemacht und konnte auf keinen esoterischen Background zurückgreifen. Katharina ließ es einfach geschehen, schrieb und zeichnete während genau dieser Übung, was aus ihr hervorkommen wollte. Sie tat das sogar mit geschlossenen Augen, denn ich hatte bei der Einleitung zur Übung vergessen, zu erwähnen, dass die Augen vor dem Schreiben geöffnet werden können.

Katharina zeichnete also blind Punkte, senkrechte Striche darüber oder darunter und kleine gewellte Striche, die schräg auf dem Blatt gleich neben den senkrechten Strichen zu liegen kamen. Dazu schrieb sie ein paar einzelne, zusammenhangslose Worte. Als die Übung beendet war und sie die Augen öffnete, sah sie, dass die Punkte und Linien leicht nach oben und unten versetzt voneinander in einer Reihe nebeneinanderstanden. Es sah aus wie Noten, einfach ohne die Linien.

Eine andere Teilnehmerin sah sich das Ganze an und erkannte anhand der senkrechten Striche, die einmal nach oben und ein andermal nach unten von den Punkten weggingen, dass es sich um eine Melodie handeln musste. Und da ihr Mann als Kirchenmusiker selber Musikstücke komponierte, nahm sie den Zettel mit und ließ ihn damit arbeiten. Er erkannte in der Anordnung der Noten sofort die Tonart der Melodie und erstellte mehrere Versionen in verschiedenen Takten.
Es war tatsächlich eine Melodie. Es waren Takte eines kurzen, wundervollen, mittelalterlichen Liedes, das die

Teilnehmerin – die keinerlei Musikkenntnisse besitzt und nicht Noten lesen kann – einfach so aufs Papier gezaubert hat.

Diese Begebenheit aus einem ganz normalen Lehrgang ist für mich ein eindrückliches Beispiel, das unsere Unsterblichkeit beweist. Ein Künstler aus einer vergangenen Epoche kann aus dem Jenseits – aus der geistigen Welt – zu uns kommen und mit uns zusammenarbeiten. Sofern wir es zulassen. Ist das nicht faszinierend?

Ich bin jedes Mal gespannt, was für Gedichte entstehen, wenn ich diese Übung mache oder sie anleite. Ich liebe die wundervollen Werke der Teilnehmer, die ob sich selber manchmal hin und weg sind. Erstaunt darüber, so etwas geschrieben zu haben und wie einfach es ging. Erstaunt auch über die besonderen Botschaften in den Texten, die für Zuhörer und die Schreibenden gleichermaßen von Bedeutung sind.

Das inspirierte und automatische Schreiben sind Formen der Intuitiven Trance Medialität, die uns zeigen, wie und was wir sind. Wir sind ein großer Teil dessen, was wir schreiben und geben dabei viel von unserem eigenen Wesen preis. Wir sind Teil des Gedichts, des Textes, der Geschichte oder der Melodie. Wir können nur schreiben, was wir meinen und sollten meinen, was wir schreiben. Dazu sagt man Authentizität. Du musst authentisch sein, wenn du mit der geistigen Welt arbeitest. Du trägst die Verantwortung für das, was du schreibst. Es ist deine Wahrheit, die zutage gefördert wird. Deine Worte. Wähle weise, bevor du etwas davon veröffentlichst.

Kapitel 12: Heilende Kommunikation

Inspiration, Channeling, Botschaften aus der geistigen Welt, automatisches Schreiben, inspiriertes Sprechen und Jenseitskontakte während Healing Sitzungen oder für sich alleine stehend bedeuten nicht, dass das, was durch dich und aus dir kommt, automatisch perfekt ist. Vieles hängt davon ab, ob du mit der Materie vertraut bist, über die du sprichst oder schreibst. Nur weil du mit der geistigen Welt arbeitest, bist du keinesfalls unfehlbar. Machst du also im „richtigen Leben" Schreibfehler, machst du die auch, wenn du inspiriert oder automatisch schreibst. Denk bitte daran, dass der Austausch mit der geistigen Welt in erster Linie mit deiner persönlichen Entwicklung zu tun hat. Deine geistige Führung wünscht, dass du aus deiner kultivierten Lethargie heraus- und in ein natürliches Tun und Wachsen hineinkommst. Sie will, dass du anfängst, zu handeln. Jede Botschaft aus der geistigen Welt ist demnach auch an dich gerichtet. Nur wenn du es für dich annehmen kannst, ist es auch für dein Gegenüber hilfreich.

Und sogar dann, wenn du die Botschaften der geistigen Welt annimmst und danach handelst, führen deine Handlungen nicht immer zu dem von deinem Geist ausgemalten Bild und das Resultat entspricht in den wenigsten Fällen deinen Vorstellungen. Weil es der geistigen Welt nicht darum geht, deinen Vorstellungen zu entsprechen. Es geht ihr darum, dass du dich entwickelst und dein Potenzial entfaltest. Aus der Sicht deines Geistes bist du nicht der Körper, den du im Spiegel siehst und auch nicht die Aufgabe, die du im Begriff bist, zu tun, sondern das Bewusstsein, das deinen Körper benutzt und ihn deine

Handlungen ausführen lässt.

Wenn du auf dem Fahrrad sitzt, in die Pedale trittst und steuerst, bist du nicht das Fahrrad und nicht der Mensch, der auf dem Sattel sitzt. Du bist das Bewusstsein, das dich dazu bringt, irgendwohin fahren zu wollen. Du bist die Kraft, die koordiniert und dich das Fahrzeug wählen, die Strecke bestimmen und das Ziel definieren lässt. Du bist die Seele, die den Körper benutzt, der das Fahrrad fährt. Du bist die Instanz, die dich erfahren lässt, wie es ist, anzukommen, im strömenden Regen aufzugeben oder einen Unfall zu erleben. Du bist die Erfahrung und du bist der Weg. Das sagt dir deine Seele in jedem Moment deines Seins und mit jeder Begebenheit.

Was dir geschieht, geschieht nur aus einem Grund: damit es dir besser geht. Geschehnisse lassen dich neue Erfahrungen sammeln, die nützlich sind, um dich zu entwickeln. All die Begebenheiten des Lebens zielen auf diese eine Prämisse. Du bist der Grund, warum alles um dich herum geschieht. Genieß es, denn es ist deine Welt, dein Universum. Innerhalb deiner Welt kannst du es dir einfacher oder schwerer machen. Du kannst auf die Botschaften und Nachrichten deiner Seele reagieren oder sie ignorieren. Das ist deine Wahl.

Am 23. Dezember 2017 hatte ich einen wundervollen Moment der Erfahrung. Ich hatte wochenlang an dem Buch gearbeitet, das du gerade liest, mit dem Ziel, an Weihnachten damit fertig zu sein. Und ich hatte es geschafft. Ich war glücklich und hatte mein Weihnachtsgeschenk. Alles, was ich noch tun wollte, war, nachdem ich auf „Speichern" geklickt hatte, die Datei zu schließen, das Notebook zuzuklappen und mich auf eine Woche mit der Familie zu freuen.

In dem Moment, als ich die Datei schloss, las ich am oberen Rand eine Zahlenfolge, an der Stelle, wo sonst der Dateiname steht. Ich fragte mich noch, was das soll und schloss die Datei. Fast zeitgleich stieg in mir ein Gefühl von Panik hoch und mein Magen krümmte sich, als ob ich einen Faustschlag in meine Weichteile erhalten hätte. Der Gedanke, unbeabsichtigt die Datei gelöscht zu haben, war unweigerlich da.

Und dem war so. Gott sei Dank nicht die ganze Datei! Doch die letzten Wochen meiner Arbeit hatte ich mit einem einzigen, kaum spürbaren Fingerdruck auf die Computermaus in den digitalen Orbit gejagt. Mein persönlicher Super-GAU war perfekt.

Ich hatte während Wochen meine Worte versehentlich auf einer Maske hinterlegt, die zuvor mit einer Datei in der Cloud verbunden gewesen war, die ich wegen eines Gerätewechsels als temporäre Sicherung genutzt hatte. Da ich für diese kreative Zeit das Notebook immer im Stand-by-Modus belassen hatte, blieb das von mir unbemerkt. Du kannst dir vorstellen, dass selbst ich, der vieles ruhig nehmen kann, in dem Moment nicht mehr ruhig sein konnte. Ich war stinksauer! Auf mich. Ich hatte alles getan und alles geschehen lassen. Ich hatte den Termin und die Vorgehensweise bestimmt. Es war eine Folge meiner Handlungen und lag in meiner Verantwortung.

Auf die Frage, warum ich denn keine Sicherung gemacht habe, musste ich bestimmt zehnmal antworten: Ich dachte, ich hätte eine Sicherung gemacht. Arbeite ich am Notebook, sichere ich alles zeitgleich auf einer externen Festplatte. Aber ich hatte nicht in der im Notebook gespeicherten Datei gearbeitet, sondern auf der Maske einer Cloud-Datei, die ich Wochen zuvor schon gelöscht hatte. Auf meinem Notebook und der externen Festplatte war noch immer der Rohling meines Buches ohne die letzten Kapitel und der Überarbeitungen der letzten Wochen gesichert.

Es war eine zutiefst schmerzende und zugleich heilende Nachricht, die mir meine Seele auf diesem Weg geschickt hat. Es hat mich geprüft, eine neue Erfahrung machen lassen und mir ermöglicht, nach einem Rückschlag wieder aufzustehen. Es hat genau meinen Punkt getroffen. Besser hätte ich das nicht hinbekommen. Kurz vor dem Ziel zu versagen, es nicht zu schaffen, ist eine meiner Hauptängste. Ich kann nicht genau sagen, woher und warum diese Angst kommt. Vielleicht hat es mit der Unsicherheit meiner Eltern oder deren Erlebnisse zu tun, die sie während der Auswanderung von Holland in die Schweiz hatten. Ganz freiwillig ist unsere Familie nicht in die Schweiz ausgereist. Da spielten wirtschaftliche Gründe eine große Rolle.

Es gab in meinem Leben auch einige Ereignisse, wo ich kurz vor der Ziellinie zu Boden ging. Einmal fuhr ich in einem Buckelpisten Skirennen um die deutsche Meisterschaft im Ziel an der Zeitmessung vorbei. Ein Innenskifehler, verursacht durch meine Unachtsamkeit, den ich mit einem Schwenker korrigierte, um einen Sturz zu vermeiden, hatte mich aus der Bahn katapultiert. Ich wäre Deutscher Meister gewesen. Sogar mit einem Sturz über die Ziellinie hätte ich auf dem Siegerpodest Platz gefunden. Das haben mir die Punktrichter damals mitgeteilt. Ein andermal landete ich trotz riesigem Vorsprung, bei einer Schweizermeisterschaft im Gleitschirmfliegen, wenige Meter vor der Ziellinie. Ich sah mich schon im Ziel und unterschätzte deswegen den Gegenwind. So verschenkte ich einen Lauf, an einem mir wichtigen Wettbewerb, den ich eigentlich bereits gewonnen hatte.

Wenn mir etwas geschieht, geschieht es, damit es mir besser geht. Das war auch an besagtem Abend der Fall. Ich erhielt Gelegenheit, mich noch einmal mit allem auseinanderzusetzen, was ich geschrieben hatte. Ich konnte wählen, aufzugeben und mich im Selbstmitleid zu suhlen oder mit einem Lächeln im Gesicht weiterzumachen. Ich entschied mich für Letzteres und arbeitete nach einer schöpferischen Pause, in der ich mich von meinem Schock erholte, wieder am Buch.

Was ich vom Inhalt der letzten Kapitel noch wusste und sich in mir stimmig anfühlte, hat seinen Weg auf die weißen Seiten wieder gefunden. Einiges von dem Geschriebenen kann ich in mir aber nicht mehr finden und anderes fühlt sich rückblickend betrachtet nicht mehr stimmig an. Auch das ist eine wichtige Botschaft für mich. Dieses Erlebnis war offensichtlich dazu da, um mich noch besser, deutlicher und fokussierter ausdrücken zu können. Meine Seele hat mir mit einem Klaps auf den Hintern vermittelt, dass es keine Rolle spielt, ob ich scheitere oder falle. Es ist dem Leben egal, ob ein paar Menschen von mir enttäuscht sind, weil ich nicht zu dem von meinem Ego festgelegten Zeitpunkt mit meinem Buch fertig bin. Meine Schuldgefühle diesbezüglich darf ich zur Seite legen.

Was ich so kurz vor Weihnachten erfahren durfte, ist das starke Gefühl, welches mich den Tiefpunkt hat überwinden lassen. Ich konnte das Geschehene als Botschaft erkennen, die mich weiterbringt. Als ich diesbezüglich meine geistige Führung befragte, erhielt ich auch durch meine Träume klare Antworten und Inputs, die mir wiederum geholfen haben, dieses Buch so zu schreiben, wie ich es mir wünsche. Die versehentlich gelöschte Version beinhaltetet einige Abschnitte, die ich verfasst hatte, weil ich glaubte, äußeren Ansprüchen gerecht werden zu müssen. Das widerspricht jedoch meinem Wesen und dem, was ich lehre. Das Unglück hat also nicht nur dazu beigetragen, dass es mir besser geht. Es hat auch geholfen, dass das Resultat meiner Arbeit, dieses Buch, in meinen Augen besser geworden ist.

Ein Geschehnis kann ein Hindernis sein. Hindernisse können wir jedoch überwinden und umgehen. Haben wir sie umgangen, liegen sie hinter uns. Und wenn wir ganz vielen Hindernissen auf unserem Weg begegnen, dann ist es ratsam, sich im Slalom zu üben. Wir können so ein Hindernis nach dem anderen hinter uns lassen und gelangen irgendwann ans Ziel. Und wenn wir das Ziel erreicht haben, merken wir, dass die Absicht des Lebens war, aus uns gute Slalomfahrer zu machen. Unsere Seele wollte uns nicht stolpern lassen, sie lehrte uns, elegant um die Stangen herumzutanzen. Das Leben bewundert die Menschen nicht dafür, was sie erreicht haben, sondern dafür, was sie sind. Und das teilt es uns immer und immer wieder mit. Es kommuniziert mit uns. Die Kunst ist zu erkennen, was es und wie es uns etwas mitteilt. Diese Kunst ist für jeden erlernbar, weil die Werkzeuge dazu einem jeden von uns in die Wiege gelegt wurden. Unsere inneren Sinne.

Wir haben analog zu unseren äußeren Sinnen innere Sinne, die mit einem oder mehreren Energiezentren zusammenspielen. Unser Geist, unser höheres Selbst, das innere Wesen oder Kind arbeitet dauernd mit den inneren Sinnen, um das physische Ich, das Ego zu lenken. Und das Ego fährt voll darauf ab.

Viele Medien glauben, sie hätten nur eine Gabe oder mediale Stärke. Sie sind der Meinung, sie könnten „nur" hellesehen, andere „nur" fühlen, hellriechen oder hören. Das ist falsch. Jeder Mensch – jedes Medium – hat zu jeder Zeit alle seine Sinne beieinander. Denn die inneren Sinne harmonieren und arbeiten wie unsere äußeren Sinne zusammen. Ich kann einen Menschen, der neben mir steht und spricht, nicht bloß hören. Zu jeder Zeit kann ich ihn auch riechen und fühlen, denn seine Worte lösen in mir Gefühle aus oder lassen mich Erinnerungen und Bilder sehen. Ich kann mich mehr oder weniger auf eine Wahrnehmung fokussieren, das ist richtig. Das heißt aber nicht, dass die anderen Sinne ausgeschaltet sind und nichts mehr mitbekommen. Und es sehen, fühlen, schmecken oder sprechen auch nicht alle gleich. Es ist also keine Frage, ob man eine Fähigkeit hat, sondern die Aufgabe ist, herauszufinden, wie sie sich zeigt und welche übersinnliche Fähigkeit gerade im Vordergrund steht. Wenn wir das üben, versuchen wir, zu trennen und einzelne Bereiche zu trainieren. So wie ein Weinverkoster Nase und Gaumen für sich allein stehend trainiert und parallel dazu mentales Training macht, um Bilder im Kopf zu schaffen, die Aufschluss über Anbaugebiet, Traubensorten, Bodenbeschaffenheit und Lagerung geben.

Es ist in der heilenden Kommunikation hilfreich, zu wissen, welcher innere Wahrnehmungssinn mit welchem Energiezentrum (Chakra) zusammenspielt. Auch wenn alle Sinne immer zusammenhängen, weil es in einem Energiekörper keine Isolation gibt. Wir können es mit Wasser vergleichen. In einem See zum Beispiel gibt es keine trockenen Stellen. Lediglich Strömungen und dadurch vielleicht unterschiedliche Temperaturen. Nass ist es immer. Strömungen isoliert zu erforschen, gibt uns Aufschluss darüber, wie das Wasser fließt, von wo es kommt und was es transportiert. Das ist in der Medialität tatsächlich genauso.

Gelernt habe ich diesbezüglich viel von Darren Britain, einem fantastischen englischen Mental Medium, der alle seine inneren Sinne unglaublich gut entwickelt hat. Ihm beim Kommunizieren mit der geistigen Welt zu erleben, ist sehr eindrücklich. Er hat mir geholfen, meine inneren Sinne etwas zu ordnen. Die folgende Auflistung einiger Zuordnungen hegt allerdings keinen Anspruch auf Vollständigkeit. Nimm sie aber als Hilfe oder Anstoß, deine inneren Verbindungen zu suchen, für dich mit an Bord.

Erwähnen muss ich dazu, dass sich die folgenden Beschreibungen auf die Arbeit mit aktiver mentaler Kommunikation beziehen, also Mental Mediumship zuzuordnen sind. In der passiven, physischen Trance Arbeit werden die mentalen Gesetzmäßigkeiten in der Tat außer Kraft gesetzt, wie du im letzten Kapitel dieses Buches nachlesen kannst.

Die Über-Sinne:

Die Hellsichtigkeit ist der berühmteste innere Sinn und Hellseher die am häufigsten verwendete Bezeichnung für ein Medium. Der Seher war schon im Altertum eine wichtige Persönlichkeit. Die Fähigkeit, Zusammenhänge zu erkennen und Schlüsse daraus zu ziehen, zum Beispiel beim Wetter oder auf der Jagd, war überlebenswichtig. Heute gibt es eine Wetterprognose und die Werbung, die das für uns erledigt. Im Übernatürlichen gibt es das aber nicht. Da brauchen wir den Seher nach wie vor. Das dritte Auge ist die Instanz in uns, die sieht und das Stirnchakra das dazugehörende Energiezentrum. Die allgemein dafür angenommene Farbe ist Indigoblau. Organisch gesehen, ist es unsere Zirbeldrüse, die für innere Bilder und unsere Fantasie ungemein wichtig ist. Die Medialität, das Sehen im Unsichtbaren, ist in der Zirbeldrüse sozusagen zu Hause.

Womit die Hellhörigkeit zusammenhängt, ist schon weniger offensichtlich. Ich habe Hellhörigkeit lange bei meinem Gehör vermutet, da ich dachte, Stimmen zu hören. Das tat ich auch. Ich hörte Stimmen. Aber nicht mit meinen Ohren! Das Hellhören läuft über unser Herzchakra. Ihm ist die Farbe Grün zugeordnet. Vielleicht kommt daher der Begriff, das Gras wachsen hören. Dazu braucht es ein feines Gespür und Geduld, denn das Gras wächst langsam. Unser Herz hat dieses feine Gespür und die Geduld, zuzuhören. Es sendet das „Gehörte“ ans Gehirn, das empfängt und in uns die Illusion erzeugt, Stimmen von Geistwesen zu vernehmen. Diese Stimmen sind manchmal so stark, dass wir glauben, sie außerhalb unseres Körpers zu vernehmen. Um Stimmen außerhalb von uns zu hören, müsste ein Geistwesen allerdings Schall erzeugen können. Da es über keinen physischen Körper verfügt, kann es das nicht. Die Sprache über den Schall ist physischen Wesen vorbehalten. Es ist also richtig, dass wir Stimmen vernehmen können, wenn die geistige Welt mit uns spricht. Falsch ist die Annahme, dass sich ein Geistwesen physisch materialisiert und wie ein Mensch mit uns redet.

Selbst die physische, also bildliche Wahrnehmung eines Verstorbenen außerhalb unseres Körpers ist ein Bild, das in uns entsteht und die Illusion vermittelt, ein Geist habe sich vor uns materialisiert. Ein Geist hat sich in einem solchen Fall selbstredend gezeigt, aber nicht als Mensch. Die menschliche Form lassen wir auf der Erde zurück, wenn wir sterben. Sie wird lediglich dazu verwendet, unserem Ego Halt zu geben. Das Ego ist die Instanz, die große Schwierigkeiten damit hat, zu akzeptieren, dass das, was unser Ich ausmacht, nicht die Form besitzt, welche vom Ego angenommen wird. Der Einfachheit halber stellt sich das Ego einen Verstorbenen einfach so vor, wie er oder sie zu Lebzeiten ausgesehen hat. Und da es nicht erkennen kann, dass das Universum im Innen zu finden ist, projiziert es das Bild – und das Gehörte – ins Außen. Das Außen ist auch in diesem Fall nur der Spiegel unseres Inneren.

Kennt das Medium den Verstorbenen nicht, der sich durch

ihn bemerkbar macht, ist es sehr schwer, diesen genau zu beschreiben. Daran scheitern selbst geübte und professionelle Medien reihenweise. Würden sich die Verstorbenen tatsächlich so zeigen, wie sie zu Lebzeiten waren, bestünde diese Schwierigkeit nicht. Verstorbene zeigen sich dem Medium also nicht körperlich und reden nicht physisch. Sie verursachen mehrheitlich elektromagnetische Impulse im Gehirn des Mediums und lassen so die Bilder, Geräusche und Gedanken im Kopf des Mediums entstehen. Da im Gehirn alles miteinander verbunden ist und ein Impuls oftmals Wirkung auf mehrere Bereiche des Gehirns hat, ist es nicht immer einfach, Informationen als solche zu erkennen. Denn was wir denken und zu hören glauben, stammt aus unserem eigenen Erinnerungsschatz. Bin es also ich oder ist es die geistige Welt, die da spricht?

Das Hellschmecken nehmen wir ganz hinten in unserem Gaumen wahr. Dieser Sinn ist mit unserem Stirn- und Halschakra verbunden. Farblich werden diese zwei Energiezentren oft in verschiedenen Blautönen markiert. Der Gaumen hängt, wenn man farblichen Darstellungen und den Beschreibungen verschiedener Chakralehren folgt, mit dem dritten Auge zusammen, also dem Hellsehen. Aus dem Yoga, dem Zen oder überhaupt der asiatischen Energielehre kennen wir den Umstand, dass beim energetischen Arbeiten die Zunge - da, wo unsere Geschmacks-knospen drauf sind - an den oberen/hinteren Gaumen gedrückt wird. Es wird sogar in Momenten tiefster Entspannung diese Verbindung Zungenoberfläche und hinterer Gaumen gehalten.

Hellriechen tun wir ganz oben am Sinus, der Nase. Wenn

wir uns beispielsweise vorstellen, Licht ein- und auszuatmen, verstärken wir das dritte Auge, das Energiezentrum, das dem Riechen zugeordnet wird. Du kennst das. Ein bestimmter dir bekannter Geruch ruft umgehend eine Erinnerung und ein dazugehörendes Bild hervor. Wenn sich bei mir der Vater eines Klienten meldet und mit der Nase gearbeitet wird, rieche ich eine Mischung aus Rasierschaum, einem bestimmten Aftershave und Zigarettenrauch der stinkenden Marke Pall Mall. Dreimal darfst du raten, wie es während meiner Kindheit in unserem Badezimmer geduftet hat, nachdem mein Vater sich rasiert hatte.

Das Hellfühlen läuft über den Solar Plexus. Die Farbe Gelb wird dem Sonnengeflecht zugeordnet, wie das Energiezentrum auch genannt wird. Es ist unser Bauchgefühl, das wir da wahrnehmen. Oder unser Darmgehirn, etwas weniger romantisch ausgedrückt. Wenn du das Gefühl hast, ein Geistwesen würde dich physisch berühren, so als ob eine Hand deine Wange streichelt, nimmst du das über den Solar Plexus wahr. Die physisch wahrnehmbaren Phänomene in und an unserem Körper nehmen diesen Weg. Auch in der physischen Medialität, dem Physical Trance, bezieht die geistige Welt Energie über den Solar Plexus des Mediums und aller Anwesenden im Raum. Wenn wir ein Medium beobachten, das sich in Trance versetzen lässt, verspüren wir oft ein Ziehen in der Gegend unter dem Brustbein. Wenn jemand mit Trance zu arbeiten beginnt, kommt es ab und zu vor, dass dem Übenden als Folge dieses Energietransfers über den Solar Plexus übel wird. Das legt sich jedoch mit der Zeit. Was genau mit dem Energiezentrum geschieht und wie die geistige Welt darüber physische Phänomene produziert, ist mir leider auch noch ein Rätsel.

Bekannt ist aber der Umstand, dass wir der geistigen Welt bewusst über den Solar Plexus Energie zur Unterstützung liefern können und davon rege Gebrauch gemacht wird. Aufmerksamkeit, die wir einem arbeitenden Trance Medium schenken, löst diese Unterstützung aus. Ob „nur" beobachtet oder selber medial mitgearbeitet wird, macht keinen Unterschied. Die Wirkung wird in beiden Fällen verstärkt. Auch beim Trance Healing. Healing Sessions sind im Allgemeinen viel stärker, wenn viele Menschen dem Healing beiwohnen und aufmerksam beobachten. Schlichte Aufmerksamkeit ist also das Schlüsselchen zur Tür der energetischen Phänomene. Wer das einmal verstanden hat und zu nutzen weiß, dessen Heilfähigkeit macht einen Quantensprung.

In der Intuitiven Trance Medialität ist das Hellfühlen der am meisten genutzte Kanal zur Kommunikation. Aus dem einfachen Grund, weil das Gehirn so passiv wie möglich ist. Und wenn das Gehirn passiv ist, kommen unsere Gefühle zum Zuge. Unsere Emotionen sind eh stärker als der Kopf, was Millionen von unlogischen Liebesbeziehungen rund um den Globus beweisen. Der Kopf sagt Ja, das Gefühl sagt Nein und umgekehrt.

Wenn du Intuitive Trance Medialität praktizierst oder es für Coachings einsetzt, ist der Grad deiner inneren Ehrlichkeit manchmal erschreckend hoch. Dein Gefühl lässt dich einem Klienten ab und zu mitteilen, dass sein Selbstmitleid und seine Schuldzuweisungen, das Projizieren seiner Probleme auf andere, die Ursache für seinen Zustand sind. Was aus einem Klienten sehr schnell einen ehemaligen Klienten werden lassen kann. Deine Ratio wird sich in einem solchen Fall hinterfragen und dich unter Umständen dafür geißeln, weil du einen Klienten vergrault hast. Dein Gefühl ist aber viel stärker und wird dir, sofern du ehrlich warst und das Gesagte auch für dich annimmst und anwendest, neue Klienten zukommen lassen. Klienten, die bereit sind, an sich zu arbeiten und nicht von dir verlangen, dass du ihr Drumherum therapierst.

Die nun folgende Übung kannst du in der mentalen Medialität und in der Intuitiven Trance Medialität gleichermaßen nutzen.

Wenn du Mental Mediumship praktizierst, bleibst du einfach aktiv und erhöhst, so gut es geht, deine Gehirnaktivität. Du fragst während der Übung innerlich jeweils aktiv beim Kommunikator rück und gibst die Antworten des Geistwesens an den Empfänger weiter. Du hast dabei entweder einen festgelegten Plan, was du wie und in welcher Reihenfolge fragen willst oder gehst intuitiv an die Sache heran.

Viele Medien lernen in Ausbildungen, einem festgelegten Muster/Ablauf zu folgen. Darum klingen die Absolventen bestimmter medialer Schulen oftmals ähnlich. Ein Muster hat einerseits den Vorteil, dass es hilft, Unsicherheiten zu überbrücken und Struktur in einen medialen Kontakt zu bringen. Andererseits birgt es den Nachteil, dass, was obenauf schwimmt und von der geistigen Welt als Erstes angegangen werden möchte, unter Umständen am Schluss

oder gar nicht mehr angesprochen wird.
In der Intuitiven Trance Medialität bleibst du entspannt und lässt kommen, was kommt und allfällige Fragen kann der Empfänger zuvor oder während des Channelings platzieren. Das Geistwesen soll und darf durch dich hindurch mit dem Klienten sprechen. Du fragst es dabei nichts und antwortest ihm auch nicht. Du bist in dem Moment das Telefon, nicht der Empfänger. Mein Telefon spricht auch nicht mit mir. Ich nutze es lediglich. Großen Anteil an der Botschaft haben hier die Beschreibungen deiner vom Geistwesen wahrgenommenen Gefühle. Wir entspannen uns bei dieser Art medialer Arbeit nämlich in die Tiefe. Dieser Umstand lässt das Geistwesen unseren Emotionalkörper für die Kommunikation nutzen. Unser Emotionalkörper ist das tief gelegene Sakralchakra, unser Bauchgefühl.
Denken wir einmal an die kuschelige Zeit im Mutterleib zurück. Da war alles noch in Ordnung. Wir badeten gemütlich im warmen Fruchtwasser und nahmen im schlafenden Dämmerzustand alles über unseren Emotionalkörper wahr und auf. Eine Liebe zum Leben und der uns in sich tragenden Person hat uns damals erfüllt. Auf dieser Ebene haben wir funktioniert. Und diese emotionale, wunderbeladene und liebevolle Ebene nutzt die geistige Welt auch jetzt – in der Intuitiven Trance Medialität. Mutter und Kind waren zu der Zeit eine emotionale Einheit. Eine solche emotionale Einheit besteht heute zwischen dir und deinem dich in sich tragenden Wesen aus der geistigen Welt – deiner Seele. Du bist eine den Körper nutzende und bewohnende gottähnlich unsterbliche Seele. Und diese wollen wir sich ausdrücken lassen. Nichts weniger.
Durch deine Seele darf ein Wesen der geistigen Welt zu

einem Empfänger im Diesseits sprechen. Das ist ein Fest. Da freut sich das gesamte Universum darüber. Und mich als Medium freut das auch. Das macht mich glücklich! Da kommt garantiert nichts Böses oder Schlechtes durch, denn meine Seele ist nicht böse und kann nicht böse sein. Was aber geschehen wird, ist, dass mein Geist, der im Hier und Jetzt lebt, das Gesagte in einen Konsens setzt. All die Erfahrungen und das Wissen meines Geistes werden dazu verwendet, die Gefühle so lebensecht und ehrlich wie möglich auszudrücken. Das kann in dem Empfänger ein wundervolles Gefühl von Liebe, Zuneigung und Verständnis aus der geistigen Welt hervorrufen und den eigenen, oft brachliegenden Emotionalkörper wieder aktivieren.

Das bewegt und löst eine emotionale Heilung aus. Es startet einen Prozess, der manchmal schwerer und manchmal leichter wahrgenommen wird. Unter Umständen hat der Empfänger der Botschaft seit Jahrzehnten die innere Liebe zu sich selbst verleugnet oder große Teile seines Selbst weder angenommen noch integriert. Und das alles funktioniert, ohne jemals den Kommunikator aus der geistigen Welt beschreiben oder beweisen zu müssen. Es ist nämlich schlichtweg egal, wer da spricht. Ob die verstorbene Großmutter, die heilige Mutter Maria, Jesus Christus oder Gott himself. Das Einzige, was zählt, ist die Absicht, weswegen das Channeling überhaupt gemacht wird. Und auch da spielen alle Kräfte zusammen.

Ich lehre eine Form der geistigen Heilung. Alles, was ich sage oder tue, soll, so will ich das, für meinen Patienten und Schüler von Nutzen sein. Es soll ihm helfen, ihn unterstützen und weiterbringen. Für mich hat keinen Wert, innerhalb der Arbeit mit der geistigen Welt, was keinen heilenden Nebeneffekt für mich, meinen Klienten und die Welt hat. Mit dieser Grundmotivation steuere ich jede Begegnung mit der geistigen Welt und kann mit der auftauchenden Reaktion des Empfängers einer Nachricht umgehen. Die Wesen, die ich anziehe, haben dieselbe Motivation. Was sie zu sagen haben, kann jedoch von meinen Philosophien oder Ansichten abweichen. Darauf habe ich keinen Einfluss. In dem Bereich gebe ich die Kontrolle ab. Das hat mich früher verunsichert und manchmal Dinge sagen lassen, die mein Gegenüber hören wollte, statt weiterzugeben, was ich fühle. Wenn ich aber entspannt weitergebe, was ich erhalte, auch dann, wenn ich mich dabei vielleicht dumm fühle oder emotional werde, stelle ich im Nachhinein immer fest, dass genau diese Momente entweder magisch sind oder die stärkste heilende Wirkung haben.

Innere Sinne trainieren A

Als Allererstes suchst du dir ein ruhiges Plätzchen, das groß genug ist, um zwei Stühle hinzustellen. Du arbeitest nämlich mit einem Partner oder einer Partnerin, die dir gegenübersitzt.
Dann entspannst du dich, am besten mit der Countdown Methode. Zähl von fünf bis eins rückwärts. Jede Zahl, die du innerlich sprichst, stellst du dir vor deinem geistigen Auge vor. Und während du sie dir anschaust, entspannst und lockerst du mit wenigen Atemzügen eine Partie deines Körpers.
Wenn du dir die fünf vorstellst, entspannst du beim Ausatmen bewusst den Kopfbereich und die Schultern.

Wenn du die vier visualisierst, lockerst und entspannst du den gesamten Oberkörper mit Brust, Bauch, Rücken und allen inneren Organen.
Wenn du dir die drei vorstellst, lockerst und entspannst du den gesamten Unterkörper mit Hüfte, Unterleib, Beinen, Gelenken und natürlich den Füßen. Diese dürfen und sollen schwer am Boden stehen.
Wenn du dir die zwei vorstellst, lockerst und entspannst du sämtliche emotionale Bindungen. Alles, was dich zurückhält, bindet, fesselt und alle deine Verstrickungen.
Wenn du die eins visualisierst, bist du gelockert, entspannt und eins mit dir. Körper Geist und Seele sind eins.

Dehne nun dein Energiefeld von deiner Mitte her in alle Richtungen aus. Stell dir dafür ein Licht vor, das in deinem Herzen leuchtet und mit jedem Atemzug immer stärker strahlt, bis es deine körperlichen Grenzen durchdringt und auch im Außen strahlt. Dieses Licht dehnst du nun nach vorne aus und bittest in Gedanken dein vis-à-vis, in dein Licht zu kommen. Wenn dein Partner mit dir in deiner Lichtkugel sitzt, gehst du mit der Aufmerksamkeit auf einen bestimmten Sinn. Zum Beispiel den Geruchssinn. Beobachte und lasse wirken. Alles, was du in der Übung nun wahrnimmst, hat mit deinem Gegenüber zu tun. Und zwar solange, bis du dein Energiefeld mit einem tiefen körperlichen Einatmen zurückziehst und dich dazu entscheidest, nicht mehr wahrzunehmen.
Du kannst jeden deiner einzelnen inneren Sinne testen und dich mit dem Gegenüber austauschen. Du wirst sehen, mit der Zeit merkst du, dass einerseits alle Sinneswahrnehmungen gleichzeitig da sind und andererseits, sie erst zusammen ein komplettes Bild abgeben. Ein Bild, was zum

Beispiel den Geruch benötigt, damit du erkennst, ob diese Person dir sympathisch ist oder nicht. Ein Wort oder ein Satz, den du beim Fühlen bemerkst, benötigt ein bestimmtes Gefühl dazu, damit du erkennst, ob das Gesagte stimmig oder nicht stimmig ist.

Innere Sinne trainieren B

Du arbeitest dieses Mal nicht nur mit, sondern auch für dein Gegenüber. Zudem laden wir noch ein Wesen aus der geistigen Welt ein, teilzunehmen. Der Einstieg ist ein wenig anders, denn wir wollen Informationen nicht vermischen. Der Einfachheit halber bitten wir einen verstorbenen Menschen zu kommen, den dein Gegenüber kennt.

Nun entspannst du dich gleich wieder, wie vorhin und nutzt die Countdown Methode. Je öfters du das tust, umso schneller wird deine Entspannung und Vorbereitung vonstatten gehen.
Wenn dein Körper, dein Geist und deine Seele bei eins konform sind, visualisierst du wieder ein Licht in deiner Mitte, das dich durch deine Aufmerksamkeit innerlich erleuchtet und deine Aura zum Strahlen bringt. Dehn sie aber nur um dich herum aus, hülle dein gegenüber nicht ein. Nur du allein sitzt in deiner leuchtenden Lichtkugel. Stell dir jetzt vor, wie das Licht innerhalb deiner Aura zu tanzen beginnt, weil sich der Raum mit einem energetischen Dampf füllt. Weder Licht noch Dampf dehnen sich weiter aus. Alles bleibt in der Kugel, in deiner Aura, und wird immer bewegender, stärker und intensiver.
Nun visualisierst du eine einladende Hand vor deinem

geistigen Auge, die einen Menschen aus der geistigen Welt – für dein Gegenüber – in dein Energiefeld bittet. Du fühlst sofort, wenn jemand kommt, weil sich etwas verändert. Diese Veränderungen beobachtest du, indem du deine Aufmerksamkeit nacheinander zu deinen verschiedenen Sinnen lenkst. Was fühlst du? Und wo fühlst du? Was riechst du? Was schmeckst du? Was denkst du? Achte auf jeden deiner Sinne!

Alle deine Beobachtungen teilst du deinem Gegenüber mit, denn alles, was an Gefühlen, Gedanken, Worten und Informationen kommt, hat mit deinem Gegenüber zu tun, für den der Verstorbene gekommen ist.

Halt dich nicht damit auf, herauszufinden, wer da spricht. Das ist unwichtig. Dank allen deinen Informationen wird dein Gegenüber selber erkennen, wer gekommen ist. Nicht das Telefon muss wissen, wer spricht. Das Telefon muss das Gesagte deutlich und wortgetreu weitergeben, damit der Empfänger etwas damit anfangen kann.

Lässt die Energie nach oder du hast Angst, den Kontakt zu verlieren, wiederhole die Vorstellung mit der dampfenden Energie in deiner Lichtkugel und mache weiter. Solange, bis die Nachricht sich „abgeschlossen“ und stimmig anfühlt.

Variante für Fortgeschrittene

Anstelle einer verstorbenen Person bittest du mit deiner visualisierten, einladenden Hand, irgendein Geistwesen in dein Energiefeld zu kommen. Wenn es da ist, bittest du es in Gedanken, dich weiter zu entspannen und dich zu nutzen, um sich auszudrücken und deinem Gegenüber etwas mitzuteilen, das ihm weiterhilft oder etwas bringt. Dann lässt du los und gibst dich der Stille in dir hin. Aus der Stille heraus kann dann alles entstehen.

Dein Besucher aus einer rein geistigen Ebene wird dich, wenn du es zulässt, in eine tiefenentspannte Trance führen. Irgendwann kommt dann ein besonderer Moment, wo du merkst, dass du trotz tiefster Entspannung gerne sprechen würdest. Meistens erhältst du ein körperliches Gefühl oder ein Verlangen. Vielleicht denkst du dir ein Wort oder es taucht ein Bild auf. Sag das Wort oder beschreib das Bild oder das körperliche Gefühl. Fang an, zu reden, wenn der Impuls da ist. Wenn es dich wegen des ungewohnten Zustands - in Trance zu sprechen - aus der Trance zurückholt, kein Problem. Ein, zwei Atemzüge und du bist wieder zentriert und kannst weitermachen.

Mach solange weiter, bis du merkst, dass die Nachricht deines Besuchers zu Ende ist. Dein Gegenüber kann auch während des Channelings Fragen stellen. Er sollte dich jedoch nicht mit deinem Namen ansprechen. Du bist schließlich nur das Telefon. Ich rede auch nicht mit meinem Handy. Ich spreche durch mein Handy mit jemandem. Mach zuvor mit deinem Gegenüber aus, dass dein Name nur dann genannt wird, wenn du aus der Trance zurückgeholt werden sollst.

Ansonsten, lass los und raus, was kommt und deinen Besucher sich ausdrücken. Auch wenn du dich dabei etwas „schräg" fühlst. Das ist am Anfang normal, wenn man lernt, zu channeln. Bremse dich also nicht und behindere dich nicht selber. Die Message, die durch dich zum Ausdruck kommt, kommt aus der geistigen Welt und durch deine Seele. Das ist etwas Magisches. Da ist es normal, dass sich unser Alltags-Ich, unser Ego ein wenig deplatziert vorkommt. Das Ego mag es nicht, wenn die Dinge nicht von ihm ausgehen. Es wird sich im Nachhinein aber freuen, denn das körperliche Gefühl ist danach oft ekstatisch.

Wenn wir mit Herz arbeiten und eine Person aus der geistigen Welt zu uns kommt, dann gibt es eine häufig auftretende Reihenfolge von dem, was in uns ausgelöst wird. Darren Britain nennt es „Die Therapie der Kommunikation". Ich gebe hier diese Reihenfolge gerne weiter, denn ich kann sie nur bestätigen. Diese Reihenfolge ist auch gültig, wenn du aus dem Bereich Mental Mediumship kommst. Allerdings nur, wenn du deine Gefühle und Emotionen als Teil der Kommunikation mit einbeziehst.

Die Therapie der Kommunikation

Wenn ein Geistwesen in dein Energiefeld kommt, nimmst du zuallererst seine Persönlichkeit wahr. Nicht sein Aussehen, seinen Beruf, seine Interessen oder seine Haarfarbe. Auch nicht seine Beziehung zu dem Empfänger. Nur seine Persönlichkeit. Um das zu verstehen, stell dir einmal vor, Nelson Mandela kommt zu dir und will durch dich einem oder einer Gruppe Menschen etwas Wichtiges mitteilen. Etwas, was ihre Leben bereichern und vielleicht sogar verändern kann. Würde er kommen und sagen: „Hey, ich bin Nelson Mandela und will mit dir sprechen!" Oder würden alle Anwesenden, wenn Nelson Mandela den Raum betritt, sofort die charismatische Persönlichkeit dieses Menschen fühlen können? Mich würde das zutiefst berühren und sofort Emotionen auslösen. Wir fühlen die Präsenz eines Geistwesens, bevor irgendetwas anderes geschieht.

Die Persönlichkeit des Besuchers aus der geistigen Welt führt dich dann direkt zu den Emotionen des Geistwesens. Emotionen und Persönlichkeit gehen Hand in Hand. Menschen sind emotionsgesteuert. Und Emotionen sind stärker als der Verstand. Sie lenken diesen. Schau beim Kontakt, was du fühlst, was dich antreibt, was dich bewegt. Lass diese zu deinen werdenden Emotionen zu, denn sie sind das Herz der Botschaft. Kannst du im „richtigen" Leben deine Emotionen nicht zulassen oder transportieren, kannst du es als Medium übrigens auch nicht. Das nur nebenbei.

Die Emotionen führen dich dann direkt zum Verstand. Mit den Emotionen des kommunizierenden Geistwesens in dir, denkst du wie dein Besucher aus der geistigen Welt. Jeder Gedanke und jede Eingebung hat in dem Moment mit dem Besucher zu tun und steht im Zusammenhang mit dem Empfänger. Beobachte deine Gedanken. Was geht in dir vor? Welches Thema springt dich an? Denkst du an Liebe, Sex, Geld, Beruf oder Politik? Was denkst du?

Der Verstand des Kommunikators führt dich zu seinen Erfahrungen. Zu den Erinnerungen und Begebenheiten, die er erlebt hat. Erst hier kommen gemeinsame Erlebnisse mit dem Empfänger zum Vorschein. Oder auch Erlebnisse, die der Empfänger eben gerade nicht erfahren hat. Das „verpasst haben" ist oft Ursache für Probleme im Leben. Ich bereue auch nur, was ich nicht getan habe.

Die Erfahrungen führen zu dem Beweis, den sich der Empfänger der Botschaft selber gibt. Er kann sich an eigene oder gemeinsam mit einer verstorbenen Person erlebte Ereignisse erinnern und erhält bestätigt, dass eine Person da sein muss, die von diesen Erinnerungen weiß. Der Empfänger erhält das Bild oder die Eingebung, wer ihn aus der geistigen Welt besucht und mit ihm an seinen Themen arbeitet, meist direkt, ohne Umweg über das Medium.
Diese Bestätigung führt den Empfänger dann zur Heilung, denn das Geistwesen - ob bekannt oder unbekannt - ist nur aus einem Grund gekommen: um zur Heilung des Empfängers beizutragen. Seine Liebe zu transportieren oder den Empfänger zu ermutigen, Verpasstes endlich in die Tat umzusetzen.

Mit den erwähnten Übungen kannst du, wenn du sie nutzt, in der Medialität weit kommen. Sie helfen und unterstützen dich. Dazu sind sie gemacht. Vergiss dabei aber nicht, dass es nicht darum geht, zu brillieren. Es geht nicht darum, geschliffen und wie ein Wortchirurg ein Faktum nach dem anderen auf den Tisch zu knallen. Auch nicht darum, große philosophische Reden von verstorbenen Persönlichkeiten zu verbreiten. Es geht darum, die Essenz der Liebe wahrzunehmen und zu transportieren. Nicht die gewaltigen Worte sind gefragt, sondern die richtigen Worte im richtigen Moment. Worte, die eine Heilung unterstützen oder auslösen, weil - wie Darren Britain es sagte - das Geistwesen nur aus diesem Grund gekommen ist, um zu heilen.

Mit Verstorbenen zu schwatzen, ist schön, aufschlussreich

und kann einem viel geben. Viel wichtiger ist jedoch, dass jeder einzelne mit den Füßen auf dem Boden bleibt, tief mit sich und der Welt verwurzelt ist und sich in diesem, seinem besten aller Leben verwirklicht. Ich habe viele begabte und auch große spirituelle Medien kennengelernt, bei denen ich erschrocken bin, wie kleinlich und begrenzt sie funktionieren. Wie intolerant oder egoistisch sie leben. Solche Medien haben weder die Kraft der Freude noch die Großzügigkeit des Herzens begriffen und sind in einem Muster gefangen. Es fehlt die Verbundenheit mit der Erde und die Fähigkeit, sich in die Tiefe, ins Meer der Stille sinken zu lassen.

Wenn ich etwas nennen müsste, das Intuitives Trance Healing oder Trance Medialität auszeichnet, dann ist es dies. Dass diese Form der medialen Arbeit Tiefe schenkt, aus der Tiefe entstehen lässt und jedem, der es praktiziert, die Möglichkeit eröffnet, sich zu verwirklichen. Intuitive Trance Medialität lässt das Individuum seine eigene Kunstform in der Arbeit mit der geistigen Welt finden. Als Seele strebe ich nichts anderes an als die Verwirklichung meines göttlichen Seins. Egal, auf welcher Ebene ich mich befinde. Das ist mein Ziel. Nur so kann ich der Schöpfung gerecht werden, aus der ich entstanden bin und die mich nährt.

Kapitel 13: Bewusstseinsstufen

Es ist gut, zu wissen, wo man steht, wer man ist und mit was man arbeitet. Es spielt in der geistigen Welt dabei keine Rolle, welchen deiner Sinne du verwendest, um eine Botschaft mit heilender Wirkung zu übermitteln oder um ein Healing durchzuführen. Es kommt auf das Resultat an und dass du das, was du tust, aus ganzem Herzen und mit all deiner Liebe tust. Weil du es gerne tust!

Alles geben und alles für jemanden tun, aber es nicht gerne tun, ist Wasser in den Jordan getragen. Wenn du mit der geistigen Welt arbeitest, tu es, weil du es willst. Ansonsten lass es lieber sein.

Ich liebe es, mit meinen Sinnen zu spielen und herauszufinden, wie weit ich komme. Es muss nicht immer Tieftrance sein. Ein gutes Gespräch auf der physischen Ebene macht genauso viel Freude und befriedigt zudem mein Ego. Auch das Ego darf sich freuen und ein wenig stolz auf sich sein. Warum auch nicht?
Wenn ich auf der Gitarre ein Musikstück spiele und meine wenigen Akkorde dabei fehlerfrei gelingen, dann freue ich mich wie ein kleines Kind. Wenn ich dazu noch singen und den Takt einigermaßen halten kann, mache ich Luftsprünge. Wohl wissend, das weder mein Gitarrenspiel noch mein Gesang für Zuhörer ein Genuss ist. Das tue ich nur für mich. Für meine eigene Befriedigung, für mein Sein.

Erfahren habe ich dabei, dass die Musik, die wir produzieren, unsere Fehler heilt. Ob wir die Musik spielen oder in irgendeiner Form schreiben oder malen, ist unerheblich.

Die Musik, die wir hören, füttert unseren Verstand. Dann macht es durchaus Sinn, viel zu hören, zu lesen und zu betrachten.

Als Erstes tun wir das mit unseren physischen Sinnen. Hören, fühlen, sehen, schmecken. DIE PHYSISCHEN SINNE - unser alltägliches Sein - sind unsere erste Bewusstseinsstufe. Auch die Körpersprache eines Menschen nehmen wir über einen physischen Sinn wahr. Das ist überaus aufschlussreich und es lohnt sich, das eine oder andere Buch darüber zu lesen. Überhaupt nehmen wir unseren Alltag, ein wesentlicher Teil unseres Lebens, meist mit unseren physischen Sinnen wahr. Unsere Sinne begleiten uns durchs Leben. Ihren wahren Wert erkennen wir oft erst dann, wenn wir den einen oder anderen Sinn verlieren oder er immer schlechter wird.

Unsere nächste Bewusstseinsstufe - DIE INSPIRATION - ist schon die erste Begegnung mit der Medialität. Wir haben das über den Lehrgang verteilt immer wieder erfahren. Inspiration, das sind Worte und Gedanken, die vom Himmel fallen und über die wir stolpern. Manche heben sie auf und freuen sich darüber. Andere lassen sie liegen und gehen des Weges. Ohne Inspiration wäre die Menschheit nicht so weit gekommen. Sie ist ein unverzichtbares Instrument unserer Seele, des inneren Kindes, des Geistführers und des Lebens überhaupt. Inspiration ist die Kraft, die dich eines Tages dazu bringen wird, das Richtige zum richtigen Zeitpunkt und am richtigen Ort zu tun und das Blatt deines Lebens zu wenden. Vielleicht verändert deine Inspiration die Welt. Vielleicht trägst du die Worte in dir, die den Unterschied ausmachen.

Die geistige Verbindung zu einem anderen Menschen, die dich diese sensitiv wahrnehmen lässt, ist die nächste, die dritte Bewusstseinsstufe. DIE SENSITIVE WAHRNEHMUNG sagt dir, wie es deinem Gegenüber geht, wie er sich fühlt. Das hast du im ersten Teil gelernt. Im Trance Healing nennt sich das medizinisches Hellfühlen. Das Hellfühlen gibt dir Informationen über den Zustand eines Menschen. Aber auch, was sonst noch in ihm vor sich geht. So haben Gedanken und Gefühle, die dies in dir bemerkbar machen, wenn du mit deinem Patienten in deinem Energiefeld sitzt, mit deinem Patienten zu tun. Wenn es auch deine Gedanken zu sein scheinen, spiegeln diese Gedanken etwas über dein Gegenüber wider. Mit ein wenig Training hilft dir das mehr, als du denkst. Vor allem, was das Verständnis für Bedürfnisse des Gegenübers und das Selbstverständnis für deine eigenen Bedürfnisse angeht.

Die vierte Bewusstseinsstufe, DIE EMOTIONALE MEDIALITÄT, ist eine wunderschöne Art der Medialität. Obwohl vielen Medien der Begriff emotionale Medialität fremd ist, praktizieren sie es zeitlebens. Es ist die Medialität der eigenen Erfahrung. Ein kommunizierendes Geistwesen löst im Medium Erinnerungen an gemachte Erfahrungen aus und transportiert so die Information für den Empfänger einer Nachricht. Mitfühlende Menschen mit Herz und einem großen Erfahrungsschatz sind ungemein gut auf diesem Gebiet.

Die fünfte Bewusstseinsstufe ist DIE MENTALE MEDIALITÄT. Mental Mediumship funktioniert außerhalb der Erfahrungen eines Mediums. Wenn die Informationen im Medium nicht vorhanden sind, Gefühle nicht gespiegelt oder, was das Geistwesen sagt, im Medium nicht vorkommt, braucht es einen klaren, folgsamen Geist des Mediums. Es müssen die Worte, die das Geistwesen sagt, im Sprachzentrum des Mediums ausgelöst, und von ihm eins zu eins weitergegeben werden. Hier ist die größte Gefahr, falsch zu liegen. Aber hier sind auch die besten Beweise zu finden, die einen Klienten unter Umständen restlos von der Existenz seiner verstorbenen Lieben in der geistigen Welt überzeugen. Diese Technik zu beherrschen - zu verstehen -, braucht viel Übung. Viel üben heißt in der Medialität: viele Fehler machen. Nur wer das Richtige vom Falschen energetisch differenzieren lernt, kann als mentales Medium funktionieren.

Die sechste Stufe ist DAS SPIRITUELLE HEILEN oder DAS GEISTHEILEN im klassischen Sinn. Durch die Verbindung zu Kräften in der geistigen Welt und der reinen Absicht, diese Energie durch sich fließen zu lassen, werden beachtliche Heilerfolge erzielt. Da es sich um eine stille Arbeit handelt, also nicht gesprochen werden muss, wird beim spirituellen Heilen der Geist des Mediums bereits passiv gehalten. Lediglich die Vorstellungskraft wird aktiv genutzt, in dem sich das Medium zum Beispiel bildlich als Kanal vorstellt, durch den heilende Kräfte fließen. Viele Heiler stellen sich dabei Heilige, Engel oder andere Wesen vor. Andere nutzen Symbole oder bestimmte Rituale, die bestimmten Energien zugeordnet werden. Hier gibt es kein richtig und kein falsch. Außer vielleicht, diese einfachen, aber kraftvollen Energien nicht zu nutzen. Das ist die große Schande unserer Zeit, dass wir unseren Geist negieren.

Die siebte Bewusstseinsstufe ist DIE TRANCE. In Trance können wir nicht willentlich gehen und Trance können wir uns nicht vorstellen. In Trance werden wir von unserem Helferwesen geführt. Ebenso bestimmen nicht wir die Tiefe der Trance, sondern unser Helferwesen. Wir können nur zulassen und loslassen und geschehen lassen. Wir sind also zu hundert Prozent passiv. Wenn wir das Nichtstun gut machen, führt uns unser Helferwesen in eine Tieftrance. TIEFTRANCE ist die achte Bewusstseinsstufe.

In Trance und Tieftrance können bereits physische Phänomene auftreten und – da INTUITIVES TRANCE HEALING vorwiegend auf den Stufen sieben und acht abläuft – große Heilerfolge erzielt werden.

Da es von Trance bis Tieftrance verschiedene Unterstufen gibt, auf denen ein Geistwesen durch ein Trance Medium sprechen, singen, tanzen oder schreiben kann, sind das für mich die interessantesten, weil vielseitigsten Bewusstseinsstufen. Auch sind die Stufen sieben und acht mit ein wenig Übung und der richtigen Grundmotivation (du erinnerst dich, deine Absicht bestimmt, was oder wer kommt und für was die zur Verfügung gestellte Energie verwendet wird) und deiner liebevollen Hingabe relativ einfach zu erreichen.

Die folgende, letzte Bewusstseinsstufe ist eine physisch geprägte Trance. Das ist ein Trancezustand, den man aus dem Grund heraus induziert, physische Phänomene bewusst herbeizuführen. Tische rücken, Gegenstände fliegen lassen, Materialisationen und Dematerialisationen. Der Zustand ist identisch mit Stufe sieben und acht, also simple Trance oder Tieftrance. Es nennt sich PHYSISCHE MEDIALITÄT, Physical Mediumship. Die physische Medialität, wie wir sie kennen, hat ihren Ursprung im englischen und amerikanischen Spiritismus und diente dazu, die außerordentlichen Fähigkeiten von Medien zu unterstreichen. Dabei gibt es Trance und physische Phänomene, und somit Physical Mediumship, seit es Trance gibt – also seit Menschengedenken.

Paranormale Phänomene

Aufgrund von Höhlenmalereien gehen Forscher davon aus, dass bereits in der Steinzeit Menschen versuchten, über einen Trancezustand die Geister zu kontaktieren. Dazu nutzten die Menschen auf allen Kontinenten die ganze Menschheitsgeschichte hindurch Hilfsmittel wie pflanzliche Substanzen, bestimmte Rhythmen oder Instrumente wie Schellen, Trommeln, Flöten und anderes, um in diesen besonderen Bewusstseinszustand zu gelangen. Die alten Ägypter nutzten ihre Traumtempel, Schamanen aller Naturvölker Trommeln und Gesänge, die alten Griechen das Orakel von Delphi und die Ureinwohner Amerikas ihre Schwitzhütten, um Trance für alle möglichen, zum Teil bizarren Rituale zu induzieren. Diese Möglichkeit, die Geister zu channeln, galt und gilt als göttliches Geschenk und wird seit jeher als heilig angesehen.

Wenn man der Theologie des Christentums Glauben schenkt, beinhalten auch die Wunder Jesu die Möglichkeit der Trance während Wunderheilungen und dem Vorführen von Wundern. Vieles davon wird in der modernen, organisierten Religion unterdrückt. Doch die Mechanismen der Trance sind in der Kirchenmusik mit ihren Gesängen sowie in Gebeten und Meditationen deutlich zu erkennen. Und in der katholischen Kirche finden sich haufenweise Beschreibungen physischer Phänomene. Genau genommen, ist es diesbezüglich die am besten dokumentierte Organisation der Welt.

Hier einmal zwei Beispiele paranormaler Phänomene, die von der katholischen Kirche dokumentiert und vertreten werden. Selbstredend wurden die beteiligten Personen – bevor man die Phänomene als Wunder anerkannte – nach ihrem Tod in den Heiligenstand erhoben. So kann man innerhalb einer durchstrukturierten und eher engstirnigen Organisation das eigene Gebot, „du sollst nicht Götzenbilder anbeten oder mit Toten sprechen“, elegant umschiffen.

Beispiel 1: Der Tod lässt den Körper verwesen, der Geist lebt weiter. Oder stell es dir einmal umgekehrt vor. Der Geist stirbt und der Körper wandelt als seelenlose Hülle auf der Erde umher. Eine gruselige Vorstellung aus einem billigen Zombie Film. Aber nicht jeder Körper verwest! Der britische Jesuit Herbert Thurston trug Fälle von Unverweslichkeit für den Zeitraum zwischen tausendvierhundert und tausendneunhundert zusammen. Dazu zählen der berühmte Pfarrer von Ars, die Französin Bernadette Soubirous – der die Gottesmutter in Lourdes erschien –, Pater Piu und aus früherer Zeit die heilige Theresia von Avila. Ihre Leichname wurden meist den Gräbern entnommen und in den Kirchen aufgebahrt.

Allerdings kommt das Phänomen auch in anderen Kulturkreisen vor. Die katholische Kirche besitzt also kein

Monopol auf Leichname, die der Verwesung trotzen. Von dem Berg Jiuhua in der chinesischen Provinz Anhui sind vierzehn Leichname buddhistischer Kleriker bekannt, deren Körper gut erhalten sind. Dazu gehören die Nonne Shirenyi und der Mönch Mingjing, der 1992 starb und dessen unversehrter Körper seit 1998 öffentlich ausgestellt ist.

Eine endgültige Erklärung für die seltsame Konservierung der Leichname gibt es nicht. Immerhin fand die Wissenschaft aber einige Annäherungen. Ihre Erkenntnisse fasste vor ein paar Jahren der Autor Bernd Harder im Skeptiker Magazin zusammen – dem Fachblatt für profane Deutungen überirdischer Erscheinungen und Wunder. Als Beispiel nennt Harder Papst Johannes XXIII. Als Vatikan-Experten dessen Grab in der Krypta des Petersdoms öffneten, glaubten sie sich einem Schlafenden gegenüber. „Der Körper war intakt, als wäre er am Vortag beerdigt worden", berichtete der Leiter der Umbettungs-Kommission, Kardinal Vigilio Noe – und das achtunddreißig Jahre nach dem Dahinscheiden des Reform-Papstes im Juni 1963 (Quelle: Focus Online, https://www.focus.de/wissen/mensch/religion/christentum/tid-25451/mythos-vs-wissenschaft-gibt-es-heilige-die-nicht-verwesen- aid 733233.html Focus Autor Michael Odenwald).

Übrigens, in Lourdes, wo die berühmteste Maria Erscheinung der Welt noch heute nachwirkt, die Bernadette von Lourdes in den Heiligenstand katapultierte, beschäftigt die katholische Kirche, wenn man dem Internet Glauben schenkt, dreizehn Ärzte, die sich mit Spontan- und Wunderheilungen vor Ort auseinandersetzen. Ein bisschen viel Aufwand für etwas, das es in unseren

Köpfen eigentlich gar nicht gibt und von der Schulmedizin als nicht reproduzierbar und damit als nicht wissenschaftlich belegbar eingeordnet wird, oder?

Beispiel 2: Die Levitation ist ein weiteres Phänomen, das wir nicht erst seit Harry Potter aus Büchern und Geschichten kennen. Wusstest du, dass es in der katholischen Kirche zweihundertdreißig heilige Männer und Frauen gibt, die vielfach levitiert sind? Davon sind etwa siebzig Berichte absolut zuverlässig. Allen voran der Franziskaner Mönch Joseph von Copertino (1603-1663), dessen Levitation ist ein gut dokumentierter Fall. St. Joseph von Copertino schwebte manchmal nur einige Zentimeter über dem Boden, flog aber auch hoch in die Luft. Das geschah teilweise vor großen Menschenmengen in ganz Italien. Für seine Heiligsprechung wurden viele schriftliche Aufzeichnungen, darunter hundertfünfzig Augenzeugenberichte, mit detaillierten Informationen über seine Levitationen ausgewertet. Die Aufzeichnungen erstreckten sich über fünfunddreißig Jahre und enthielten Zeugen auf höchsten gesellschaftlichen Ebenen, darunter Kardinäle, ein Papst und selbst Inquisitoren.

Heute ist er ein Heiliger. Zu seinen Lebzeiten besaß die Kirche nur wenige Motive, um den vorgeblichen Wundertäter zu fördern und er erfuhr durch sie viel Misstrauen. Man schickte ihn von einer Stadt in die andere und er erhielt Drohungen, seine Levitationen zu unterlassen, da sich, wo immer er sich auch aufhielt, sofort eine große Gruppe von Anhängern um ihn bildete. Die Kirche hätte St. Copertino und seine Levitationen durchaus als Symptom dämonischer Besessenheit beurteilen können. Der fromme Mönch musste sich auch tatsächlich einem Verfahren stellen. Aber der Inquisitor konnte keine geheimen Motive erkennen. Copertino war völlig demütig und schämte sich sogar wegen seiner Fähigkeiten.

Seine Levitationen geschahen auch nicht absichtlich, sondern in einem Zustand der Ekstase. In bestimmten Momenten schien Copertino so gerührt zu sein, dass er in einen anderen Bewusstseinszustand eintrat und zu schweben begann. Er vergaß alles um sich herum, obwohl er mit seinem Verhalten Aufsehen erregte. Das klingt für mich eindeutig nach Trance, oder was meinst du?

Der Wissenschaftler Dr. Michael Grosso hat 2015 ein Buch über diesen besonderen historischen Fall von Levitation herausgebracht. The Man Who Could Fly: St. Joseph of Copertino and the Mystery of Levitation, ISBN 978-1-4422-5672-9. Bereits 1753 verfasste ein Angelo Pastroviechi das Buch Kurzer Inbegriff des Lebens und der Tugenden und Wunder des seligen Joseph von Copertino, 1993 dann Leonard Holtz: Josef von Copertino. Gottes Kraft in menschlicher Schwäche. 2. Auflage. Johannes-Verlag, Katholische Schriftenmission, <u>ISBN 3-7794-1251-9.</u>

Trance und damit die Physische Trance Medialität hat sich in vielen Fällen als Schlüssel für extraordinäre Resultate herausgestellt. Trance ist der rote Faden durch die Weltgeschichte der paranormalen Phänomene.
(Paranormal = parallel zur Norm). Und Trance hat den Spiritualismus begründet! Durch eine Reihe unerklärlicher, aber gut dokumentierter Phänomene. Diese sind zusammenfassend nachzulesen in den 1926 erstmals

erschienen Büchern eines gewissen Sir Arthur Conan Doyle. The History of Spiritualism, Volume One & Two. Quasi die Bibel der Spiritualisten, denen auch Doyle, der Schöpfer von Sherlock Holmes, angehörte.

Auch hier zwei herausstechende, glaubwürdig dokumentierte Beispiele von Trance Medialität und den dabei aufgetretenen übersinnlichen Phänomenen.

Beispiel 1: Emanuel Swedenborg, geboren 1688 in Stockholm, verstorben 1772 in London, gilt als der Urvater der modernen Spiritualisten und gemeinhin als Buddha des Nordens. Er war Wissenschaftler, Mystiker, Theologe, Kirchengründer und Universalgenie, der sich zu seiner Zeit offen zu seiner Medialität bekannte. Lange bevor sich die mutigen Pioniere des Spiritualismus in England und den USA trauten, zuzugeben, mit Geistwesen und Verstorbenen Kontakt aufnehmen zu können. Seine Werke werden noch heute verlegt und die Swedenborg Gesellschaft, aus der „Neuen Kirche" der Swedenborgianer entstanden, ist aktiv wie eh und je.

Als begeisterter Bergbau Ingenieur und Anhänger moderner Wissenschaften gründete Swedenborg, nach seinem Studium in Upsalla und ausgedehnten Studienreisen in der ganzen Welt, die erste wissenschaftliche Zeitschrift Schwedens und nannte sie Daedalus Hyperboreus. In der Folge wurde Swedenborg einer der führenden gelehrten Schwedens und veröffentlichte 1743 in drei Bänden die Opera philosophica et mineralia. Die Bände tragen die Titel: Die Grundlagen der Natur (Principia rerum naturalium), Über Eisen und Stahl und Über Kupfer und

Bronze. Im ersten Band befasst er sich mit Kosmologie, entwickelt eine Nebularhypothese und eine bemerkenswerte Atomtheorie.

Entscheidend für die Wandlung Swedenborgs, vom Naturforscher zum Seher, waren seine verschiedenen Visionen. Die erste hatte er 1744, eine Christusvision. Seine Mission ab da: Der geschulte Geist Swedenborgs sollte fortan den geistigen Sinn der heiligen Schrift auslegen und aufgrund von Gehörtem und Gesehenem die seelischen Zustände des Himmels und der Hölle beschreiben.

Von den Vorkommnissen, die Swedenborgs Sehergabe belegen, erregte die Schilderung eines Brandes in Stockholm das größte Aufsehen. Am 19. Juli 1759 war Swedenborg bei William Castel in Göteborg zu Gast. Während des Essens wurde er plötzlich unruhig, ging oft hinaus und erzählte den Gästen, dass in Stockholm - vierhundert Kilometer von Göteborg entfernt - ein Feuer ausgebrochen sei und sehr um sich greife. Das Haus eines seiner Freunde liege schon in Asche und sein eigenes sei in Gefahr. Doch schließlich konnte er erleichtert berichten, dass der Brand drei Türen vor seinem Haus gelöscht worden sei. Wenige Tage später erreichte die Nachricht auch auf dem normalen Weg Göteborg und stimmte mit den paranormalen Schilderungen überein.

Wichtiger als seine Seherfähigkeiten ist jedoch Swedenborgs religiöses Werk. Die himmlischen Geheimnisse enthält eine symbolische Auslegung der ersten beiden Bücher der Bibel. Himmel und Hölle begründete Swedenborgs Ruf als Seher jenseitiger Welten. Die göttliche Liebe und Weisheit und Die göttliche Vorsehung fassen die Weisheit der Engel über die Schöpfung und die Schicksalsgesetze zusammen. Die enthüllte Offenbarung ist eine Auslegung der Johannesapokalypse und handelt von geistigen Kämpfen, die nach einer Zeit der Glaubenslosigkeit zu einer neuen Licht- und Lebenslehre führen werden. Die wahre christliche Religion ist Swedenborgs reife Zusammenfassung seiner Theologie.

Schon zu Lebzeiten Swedenborgs gerieten jedoch seine Anhänger der „Neuen Kirche“ in Konflikt mit der lutherischen Kirche Schwedens, die 1769, kurz vor seinem Tod, durch einen Prozess ein Herstellungs- und Verbreitungsverbot der Schriften Swedenborgs erreichte. Dafür bildete sich 1788, wenige Jahre nach seinem Ableben, im Londoner Vorort Great Eastcheap die erste öffentliche Gemeinde und 1792 in Manchester die Printing and Tract Society, die älteste Missionsvereinigung der Swedenborgianer. 1810 wurde in London die Swedenborg-Society gegründet, um die Schriften Swedenborgs zu drucken und zu verbreiten. Mitte des 19. Jahrhunderts war die Neue Kirche (engl. New Church) in allen größeren Städten Englands und Schottlands vorhanden. Die Lehre Swedenborgs wurde auch in den britischen Kolonien verbreitet.

In Deutschland wurde 1848 die Generalversammlung der Neuen Kirche in Deutschland und in der Schweiz gegründet. Ihr Vorstand war der Tübinger Philosophieprofessor Johann Friedrich Immanuel Tafel (1796-1863). Er war auch Herausgeber des Magazins für die Neue Kirche. 1874 wurde von Dr. Leonhard Tafel der

Schweizerische Bund der Neuen Kirche gegründet. Im November 1952 entstand dann die Swedenborg-Gesellschaft in Zürich.

Der Seher selbst starb am 29. März 1772 in London. Die Magd von Mr. Shearsmith, bei dem er logierte, berichtete, wie er ihr einige Tage vorher den Zeitpunkt seines Todes vorausgesagt habe und zwar so freudig, »als ginge er in die Ferien«. Seit 1908 ruhen seine sterblichen Überreste in einem Sarkophag in der Kathedrale von Uppsala (Quelle: Swedenborg Zentrum Zürich, „Ein biographischer Überblick" https://www.swedenborg-zentrum.ch & https://de.wikipedia.org/wiki/Emanuel_Swedenborg).

Beispiel 2: Andrew Jackson Davis (1826-1910) wird oft als „Johannes der Täufer" des modernen Spiritualismus bezeichnet, denn er predigte den Beginn der spirituellen Kommunikation in den Vereinigten Staaten mit evangelischer Inbrunst. Er wuchs in Blooming Grove, New York, als einziger Sohn einer sechsköpfigen Familie, in extremer Armut auf. Seine Mutter war Analphabetin, aber hochreligiös. Davis Vater litt unter Alkoholismus und schaffte es kaum, seiner Familie als Weber und Schuhmacher etwas zu bieten. Nur eine der fünf Töchter der Familie überlebte bis zum Erwachsenenalter. Als Davis zwölf Jahre alt war, manifestierten sich seine hellseherischen Eindrücke und Geisterstimmen.

Fünf Jahre später, die Familie Davis war nach Poughkeepsie umgezogen, nahm Davis an einer Demonstration über Mesmerismus teil, die von Dr. J. Stanley Grimes durchgeführt wurde. Mesmerismus, ein altmodischer

Begriff für Hypnose, entwickelte sich aus Theorien gewisser Ärzte im sechzehnten Jahrhundert, dass Menschen ihren animalischen Magnetismus projizieren und kontrollieren konnten und manchmal Trancezustände in sich selbst oder in anderen induzierten. In den 1760er Jahren begann ein Dr. Franz Anton Mesmer die Heilung von Patienten mit seinem Mesmerismus, den er als Folge der Wirkung des Tiermagnetismus glaubte. Heute würden seine Heilerfolge wahrscheinlich Licht Trancezuständen und der Kraft der Suggestion zugeschrieben werden.

Davis Kindheitserfahrungen mit dem Hören von Geisterstimmen ließ einen lokalen Schneider namens William Levingston, der sich entschieden hatte, mit Mesmerismus zu experimentieren, Davis unter seine Fittiche nehmen. Denn sobald Davis einen veränderten Bewusstseinszustand erreicht hatte, schien er in der Lage zu sein, durch den menschlichen Körper zu sehen und die Ursache von Krankheiten und medizinischen Störungen zu diagnostizieren. Innerhalb kurzer Zeit wurde Andrew Jackson Davis zum „Poughkeepsie-Seher“ ausgerufen. Männer und Frauen kamen von weit her, um von seinen magnetischen Kräften zu profitieren, und Levingston verließ seine Schneiderei, um sich all seine Zeit der Überwachung des Heilungsdienstes von Davis zu widmen.

Am Abend des 6. März 1844 erlebte Davis ein lebensveränderndes Ereignis, das den Verlauf seines persönlichen Schicksals bestimmen sollte. Alles, woran er sich erinnern konnte, war, dass er von einer Kraft überwältigt wurde, die ihm das Gefühl gab, buchstäblich durch die Luft zu fliegen. Als er am nächsten Morgen wieder zu sich kam, befand er sich in den Catskill Mountains, vierzig Meilen von Poughkeepsie entfernt. Hatten Geister ihn durch die Luft transportiert und ihn dort in den Bergen deponiert? Oder war er in Trance vierzig Meilen (vierundsechzig Kilometer!) an einem Abend gegangen? Und warum erwachte er an diesem bestimmten Ort?

Davis wusste nicht, warum es zu dieser besonderen Situation in den Catskills kam, doch lernte er bald den Grund dafür kennen. Er sagte, dass sich zuerst der Geist des griechischen Philosophen Galenos (lebte ca. 130-210 nach Christus) und dann der Geist des schwedischen Sehers Emanuel Swedenborg (1688-1772) vor ihm materialisierten. Von diesem Tag an begann Andrew Jackson Davis mit einem umfangreichen Vortragsplan, der das Aufkommen der spirituellen Kommunikation für Menschen überall verkündete. Er behauptete, dass ein großes kosmisches Portal geöffnet werden würde, und Minister aus der Geistigen Welt würden sich bald für den Kontakt mit jenen Individuen zur Verfügung stellen, die von ihrer Weisheit und Inspiration profitieren wollten.

Während seiner Tour traf Davis Dr. Silas Lyons, einen erfahrenen Mesmer, der einen tiefen Trancezustand bei ihm auslösen konnte. Und im November 1845, mit Lyons als Mesmer, Davis als prophetischer Stimme und Reverend William Fishbough als Stenograf, wurde das Diktat über die Prinzipien der Natur begonnen: Es waren die von Galen und Swedenborg überbrachten göttlichen Offenbarungen und Davis war die Stimme für die Menschheit für die beiden Geistwesen. Der Schreibprozess dauerte fünfzehn Monate und oft belegten enthusiastische Zeitzeugen,

Männer und Frauen, darunter solche Koryphäen wie der amerikanische Schriftsteller Edgar Allan Poe (1809-1849), dass die Worte, die Davis hervorbrachte, sie berührte und in Entzücken versetzte.

1847 wurde das Buch dann veröffentlicht und von einem Publikum empfangen, das geradezu auf neue Offenbarungen von einem modernen Propheten zu warten schien. Kritiker entdeckten auch sofort viele Ähnlichkeiten mit den komplexen Schriften von Swedenborg in Bezug auf Schöpfung, Philosophie und Religion. Ob Davis in der Lage gewesen wäre, Swedenborgs Werk zu „kopieren", ist fraglich. Er war ein Mann von bescheidener Bildung, der einerseits nie die Werke des großen schwedischen Mystikers gelesen hatte und andererseits tatsächlich nur fünf Monate seines Lebens zur Schule ging. Davis erklärte, Swedenborgs und Galens Geist hätten ihn inspiriert. Aufgrund des Erfolgs seines Buches begann Davis danach mit der Herausgabe von Univercoelum, einer Zeitschrift, die von 1847 bis 1849 erschien und sich der Hellsichtigkeit, den Trance-Phänomenen und seiner Harmonischen Philosophie widmete.

Im März 1848 sagte Davis dann das Kommen des modernen Spiritismus voraus, nachdem er an diesem Morgen aufgewacht war und eine Stimme vernommen hatte, die sagte: „Bruder, die gute Arbeit hat begonnen. Siehe, eine lebendige Demonstration ist geboren." Obwohl Davis und seine Anhänger sich bis 1850 nicht mit der spiritualistischen Sache verbündeten, wurde oft darauf hingewiesen, dass die „Stimme" sich offensichtlich auf die „lebendige Demonstration" der Kommunikation mit der geistigen Welt bezieht.

Davis lehrte viele Jahre lang seine harmonische Philosophie und im Alter von sechzig Jahren erwarb er sogar einen medizinischen Abschluss. In Boston betrieb er dann eine Buchhandlung, in der er seinen Patienten pflanzliche Heilmittel verschrieb. Der Begründer der spiritistischen Bewegung, Andrew Jackson Davis, starb 1910, inmitten seiner Bücher und Kräuter (Quelle: Encyclopedia of the Unusual and Unexplained, http://www.unexplainedstuff.com/Mediums-and-Mystics/Spiritualism-Andrew-jackson-davis-1826-1910.html).

Jackson und Swedenborg leisteten Unglaubliches. Sie lebten in unterschiedlichen Zeiten, auf verschiedenen Kontinenten und hätten unterschiedlicher nicht sein können. Hier der gelehrte und gebildete Swedenborg, dort der Schusterlehrling aus ärmsten Verhältnissen, der kaum Schulbildung besaß. Doch trotz fast hundertfünfzig Jahren Zeitunterschied fanden sich die beiden Männer, um miteinander zu arbeiten! Emanuel Swedenborg inspirierte Jackson zu seinen Werken über die Schöpfung, Philosophie und Religion, der griechische Arzt und Anatom Galenos (Galen) lehrte ihn das Wissen über Kräuter und half beim medizinischen Abschluss.

Beide Männer arbeiteten in und mit Trance. Und mit beiden Männern arbeiteten Wesenheiten und Verstorbene aus der geistigen Welt. Das stimmt mich zuversichtlich, dass, wenn ich Intuitives Trance Healing praktiziere, ein Geistwesen oder verstorbener Arzt mit mir arbeitet. Und praktiziere ich Trance Medialität - fürs Sprechen, Zeichnen und Schreiben - stehen die Chancen gut, dass verstorbene Künstler, Schriftsteller oder Maler ebenfalls daran interessiert sind, mit mir zu schaffen.

Nur schon das sich mit Trance Beschäftigen wirkt und löst eine Veränderung aus. Unter Umständen mit dem Resultat, dass sich mein Leben komplett erneuert und ich endlich das tun kann, was ich mein Leben lang schon gerne getan hätte. Auch, wenn es mir bewusst ist, dass die geistige Welt kein Wunschkonzert ist.

Kapitel 14: Immer noch verunsichert?

Keine Sorge, du bist nicht allein. Zweifel und Sicherheit über Wahrgenommenes halten sich bei den meisten Menschen die Waage. Es gibt kaum jemanden, der sich immer und zu jeder Zeit sicher ist. Das würde jede Entwicklung ausschließen. Zudem sind in der Dualität immer beide Aspekte vorhanden. Der Glückliche trägt gleichermaßen die Traurigkeit in sich und kann jederzeit von ihr befallen werden. Durch die Adern des Reichen fließt dasselbe Blut wie durch die Venen des Armen. Selbst der reichste Mensch der Welt kann sich arm wie ein Bettler fühlen und das ärmste Individuum reich wie der Sonnenkönig. Nimmt die Unsicherheit jedoch überhand, lohnt es sich, Techniken zu kennen, die erlauben, ein ungutes in ein erfülltes Gefühl, also einen Mangel in Fülle zu wandeln.

Ein Freund, mit dem ich bereits einige spannende Seminare erleben durfte, pflegt zu sagen: „Wenn du im Dunkeln stehst und es dir deswegen schlecht geht, beweg dich und stell dich ins Licht. Es ist deine Entscheidung, ob du stehen bleibst oder dich bewegst." Natürlich hat mein Freund recht damit. Auch wenn seine Aussage in einem Moment des „es geht mir schlecht, weil"-Gefühls schwer nachzuvollziehen ist. Da möchte man lieber tröstende Worte hören, die einen im eigenen Leid und der Illusion bestätigen, man könne nichts dafür tun, dass es wieder besser geht.

Mir hilft, wenn ich verunsichert bin, ein wenig nach hinten zu schauen. Einen Blick auf die Vergangenheit zu werfen.

Auf eine Begebenheit, die ich im ersten Moment als etwas Schlechtes wahrgenommen habe und die sich im Nachhinein als etwas Gutes herausgestellt hat. Solche Begebenheiten kennen wir alle. Das eliminiert zwar nicht ein momentanes Gefühl der Unsicherheit, doch federt es die Wirkung meiner inneren Schwäche deutlich ab. Denn mein Fokus wandert, wenn auch in der Vergangenheit, in dem Moment vom Dunkeln ins Helle und mein Emotionalkörper sendet mir bei der Erinnerung an den Wandel zum Guten positive Gefühle. Wenn ich keine eigenen Erinnerungen dieser Art habe, kann ich auch Beispiele von anderen Menschen nehmen und mich darüber freuen, dass sich bei ihnen eine anfängliche Katastrophe zu etwas Gutem entwickelt hat. Mit der Fähigkeit zu Mitgefühl und der Kunst, sich für andere freuen zu können, ist so eine Wandlung unserer inneren Gefühle möglich.

Es geht aber nicht nur um Unsicherheiten, die wir in uns spüren. Nicht darum, ob es mir gut oder schlecht geht. Sondern um die Unsicherheit, ob all das esoterische Geschwafel und die schwammigen Gefühle bei den Wahrnehmungsübungen echt sind oder nur Sinnestäuschungen. Ist das, was ich als Trance Medium von mir gebe, aus der geistigen Welt bloß eine Einbildung meines Gehirns? Wo sind denn die Wunder, die anscheinend geschehen und warum hört oder liest man nicht davon? Warum kommt so etwas nicht im Fernsehen? Und wenn doch, warum ist es immer mit einem negativ behafteten Gefühl verbunden? Kurzum: Warum kann ich in der Öffentlichkeit nicht von übersinnlichen Kräften reden, ohne schief angemacht zu werden?

Als ich mein erstes Buch veröffentlichte, meldete ich mich enthusiastisch bei unserer Lokalzeitung und fragte, ob sie eine Meldung zur Buchveröffentlichung eines Bewohners ihres Städtchens machen würden. Ich erwartete keinen doppelseitigen Bericht, eine kurze Meldung oder einen Artikel in einer entsprechenden Rubrik hätte mir vollends gereicht. Die Antwort auf meine Anfrage verblüffte mich. Erst erhielt ich die Nachricht, dass mein Anliegen weitergeleitet worden sei und dann die Meldung, dass „unsere" Lokalzeitung nur über gesellschaftsrelevante Themen oder berühmte Persönlichkeiten berichtet. Das heißt: Weder mein Buch noch das darin beschriebene Thema noch meine Person erfüllten die Kriterien einer Notiz in unserem Lokalblatt. Ich könne jedoch gerne ein Inserat platzieren, stand da noch in der Mail des Redakteurs.

Das hat mich damals verletzt. Zum einen, weil ich nach jahrelangem Ringen mit mir selber mein erstes Buch veröffentlicht hatte und mächtig stolz auf mich war. Und zum anderen, weil Bücher über esoterische und/oder s pirituelle Themen rege gelesen werden. Zudem, wenn einen Blick in unsere Zeitung werfe, stimmt die Begründung der Redaktion hinten und vorne nicht. In unserem Käseblatt gibt's Artikel über alles, ob gesellschaftsrelevant oder nicht. Wenn zum Beispiel ein Autor aus unserer Gegend ein Buch über Modelleisenbahnen verfasst, in dem nichts anderes steht als in allen anderen Büchern über Modelleisenbahnen, steht in unserer Lokalzeitung definitiv etwas über den Autor und sein Werk. Ob der Schreiber eine bekannte Persönlichkeit ist und Modelleisenbahnen gesellschaftsrelevant sind, spielt dabei keine Rolle. Viele Medien und Autoren, die ich kenne, machen gleiche oder ähnliche Erfahrungen. Woran liegt das?

Das hat mit Angst zu tun. Angst, diffamiert und ausgegrenzt zu werden. Da spielt ein uralter Mechanismus eine Rolle, der schon zu Urzeiten in der Sippe verwendet wurde, um den überlebenswichtigen Gruppenzusammenhalt nicht zu gefährden.

Viele Zeitungsredaktionen haben die Auflage, nichts über Esoterik zu berichten. Darum grenzen sie das Thema und die dazugehörenden Personen grundsätzlich aus. Oder machen sich darüber lustig. Es ist ja nichts „Echtes", nur Esoterik. Sie fürchten den Verlust ihres guten Rufs, wenn sie sich mit metaphysischen oder spirituellen Themen auseinandersetzen. Sie vertreten damit Sichtweisen aus dem letzten und vorletzten Jahrhundert und bemerken nicht, dass sie den journalistischen Auftrag mit Füßen treten. Nämlich, über alle Geschehnisse objektiv und wahrheitsgetreu zu berichten, damit der Leser sich eine eigene Meinung aufgrund von Fakten bilden kann. Insbesondere eine Meinung über ungewöhnliche oder unbequeme Themen, die ein Umdenken der Gesellschaft verursachen könnten.

Für einen Neandertaler war es wichtig, zu begreifen, dass er alleine nicht überlebensfähig ist. Nur in der Gruppe – zusammen mit anderen Menschen – konnte er überleben. Ausgrenzung aus der Sippe oder Gruppe bedeutete für den Urzeitmenschen deshalb den sicheren Tod. Heute weiß man, dass die Menschen von damals andere Menschen nicht nur gegen den Säbelzahntiger vor der Höhle benötigten, sondern auch für die emotionale Nähe untereinander. Für die Liebe. Das war damals so und so ist es noch heute. Entziehen wir beispielsweise einem Kind die Liebe und emotionale Nähe der Mutter, ohne einen Ersatz dafür zu bieten, stirbt es. Da kann man es füttern und betten, wie man will, es geht ein.

Führende gesellschaftliche Gruppen - und damit auch die Informationsmedien, die sie beherrschen - schenken Andersdenkenden keine Aufmerksamkeit (keine Liebe) und bieten so wenig Plattform wie möglich. Damit wollen sie verhindern, dass anderes oder neues Gedankengut geteilt wird. Was nicht gesellschaftskonform ist, wird deshalb zum Teil bewusst ausgegrenzt und kommt nicht ins Fernsehen und nicht in die Zeitung oder ins Radio. Vielleicht in der Hoffnung, dass sich eine Gefahr von selbst vom Acker macht oder die anderen ihre Meinung ändern, wenn sie lange genug ignoriert werden.

Das Resultat der Urangst vor Ausgrenzung drückt sich bei vielen Menschen dadurch aus, dass sie Verlustangst verspüren, wenn sie Gefahr laufen, Erfolg zu haben. Simple Panik vor der Ausgrenzung aus der Gruppe oder der Familie, die in der Steinzeit den sicheren Tod bedeutet hätte. Wir scheinen eine echte Gefahr darin zu spüren. Weil wir glauben, wir gehen ein, wenn wir nicht geliebt oder angenommen werden. Das lässt uns viele Dinge nicht tun, die wir aus unserem Herzen heraus eigentlich tun möchten. Wir sind da nicht einmal selber schuld. Wir können nichts dafür.

Meist nehmen wir an, was Eltern und Gesellschaft

vorgeben, statt uns mit unserem Inneren zu verbinden und die Magie der Fantasie ins Außen zu transportieren. Dabei gibt es eine Phase in unserem Leben - ich behaupte, im Leben von fast allen Menschen -, in denen wir uns enthusiastisch und kindlich verwirklichen wollten und es garantiert auch versucht haben.

Vielleicht war es bei dir in einer Phase der frühen Kindheit oder der Pubertät, wo du dein Innerstes ausgedrückt hast. Vielleicht als du eine besondere Entdeckung gemacht hast oder davon geträumt hast, Maler oder Sängerin zu werden. Oder der Moment, wo du realisiert hast, dass du Geistwesen sehen und mit ihnen sprechen und spielen kannst.

Die Außenwelt - in Form unserer Eltern, Lehrer, Freunde oder Geistlichen der Kirche - hat dies dann negiert oder als unmöglich taxiert. Vielleicht, weil es nicht offen sichtlich war, dass oder ob es funktionieren würde oder weil es gegen irgendeine Verhaltens- oder Benimmregel verstoßen hat. Oder weil es die gesellschaftliche Struktur gefährdet hätte.

Mein Vater hat zu mir gesagt, da war ich vierzehn und in einer fantasievollen Entwicklungsphase dabei, mich selbst zu finden, dass ich endlich etwas Anständiges tun und auf den Boden der Tatsachen kommen solle. Die Welt da draußen warte nicht auf mich, hat er gesagt.
Das hat mich zutiefst getroffen. Ich lebte damals in dem Gedanken, ich könne tun und lassen, was ich wolle. Bis zum Zeitpunkt seiner Standpauke machte ich mir keine Gedanken um die Zukunft.

Mein Vater holte mich damals aus meiner Welt und bugsierte mich in die scheinbare Realität. Passende Gegenargumente hatte ich nicht. So gab ich ihm recht und nach und lernte einen aus seiner Sicht anständigen Beruf. Meine Träume verwirklichte ich nur in der Freizeit beim Sport. Da vermochte ich, meine Fantasien umzusetzen. Und siehe da, im Sport wurde ich Weltklasse! Ich schaffte es locker in die Schweizer Freestyle Nationalmannschaft und bewegte mich in der Weltrangliste unter den Top zwanzig.

Erst viele Jahre später entdeckte ich, dass mein Vater falschgelegen hat und ich mich auch beruflich völlig frei hätte entfalten können. Meine Chancen, beruflich Weltklasse zu werden, waren absolut intakt. Mit meiner Fantasie und der Fähigkeit, zu visualisieren, was ich mir wünsche, hätte ich es schaffen können, meinen individuellen Weg zu gehen. Vielleicht wäre aus mir ein ganz neuer Beruf entstanden, den es in der Vorstellung meines Vaters und meiner Lehrer damals noch nicht gegeben hat.

Ich frage mich manchmal, was geschehen wäre, hätte ich die Eigenschaft „Selbstvertrauen" damals schon so weit entwickelt gehabt, wie ich sie heute entwickelt habe. Heute ziehe ich mein Ding durch, auch wenn Gegenwind herrscht und mir nahestehende Menschen raten, etwas nicht zu machen, weil sie es nicht für möglich halten.

Wenn wir nicht zu sehen vermögen, dass Dinge auch auf eine andere Art und Weise gehandhabt werden können als gewohnt, gehen wir oft davon aus, dass es unmöglich ist. Da wir niemanden sehen, der mit Verstorbenen und

Geistwesen offen physisch zusammenarbeitet, glauben wir von vornherein nicht, dass es möglich ist. Wir denken zwar, dass da „etwas“ ist, doch bleibt es im Glaubensnebel an der Unsicherheit kleben. Mit etwas Unsichtbarem zusammenarbeiten? Nein danke.

Verschiedene Religionen lehren uns das auch seit Jahrtausenden! Sie lehren uns, dass wir als niedere Menschen voller Zweifel und Sünde nicht das Recht haben, göttliche Kräfte zu entfesseln. Und mit Wesen aus der Totenwelt soll man nicht sprechen.

Die in den vorigen Kapiteln erwähnten Beispiele von Wundern und Resultaten werden Heiligen zugeschrieben oder liegen für moderne Menschen in weiter Ferne. An gestern erinnern wir uns gerade noch. Das Vorgestern ist für uns aber schon nicht mehr real. Wir sind kaum in der Lage, uns an die Zeit vor dem Handy oder dem Internet zu erinnern. Wie sollen wir uns an Typen wie Jackson und Swedenborg ein Beispiel nehmen? Die sind seit gefühlten tausend Jahren tot. Gibt es keine aktuelleren Beispiele übersinnlicher Phänomene? Etwas, das wir nachvollziehen können?

Ja, das gibt es. Es ist zwar nicht genau von heute, doch es liegt nur wenige Jahre zurück. Und es brauchte etwas Zeit, diese Geschehnisse aufzuarbeiten und zu verbreiten. Wie ich nach meinem ersten Buch, mussten auch diese Leute erst einen Weg finden, es der Öffentlichkeit zugänglich zu machen. Denn die angestammten Fernsehsender und Verlage haben die Berichterstattung über unglaubliche Phänomene – allesamt wissenschaftlich bewiesen und lückenlos dokumentiert, ohne eine Chance des Betrugs - schlichtweg ignoriert.

1992 wollte es eine kleine Gruppe Medien aus dem englischen Städtchen Scole diesbezüglich genau wissen. Die Gruppe bestand aus den Ehepaaren Diana und Alan Bennet sowie Sandra und Robin Foy. Die Ehepaare wollten herausfinden, was geschieht, wenn man sich voll und ganz der Trance Medialität hingibt und die geistige Welt durch sein Inneres sich ausdrücken lässt. Und zwar mit den uns heutzutage zur Verfügung stehenden technischen Mitteln und Gerätschaften. Aus dieser Motivation heraus gründeten sie einen kleinen Zirkel und trafen sich während fünf Jahren zum gemeinsamen in Trance sitzen. Als Räumlichkeit für die Experimente diente der Keller im Haus von Sandra und Robin Foy, in der Nähe von Diss in Norfolk.

Die kleine Gruppe operierte völlig unabhängig von der spiritistischen Bewegung Englands oder einer anderen Organisation. Sie waren weder religiös noch sektiererisch und nur an einer ernsthaften wissenschaftlichen Erforschung des Paranormalen interessiert. Sie verfolgten damit für die Spiritualistenszene in England einen neuen und seltenen Ansatz.

Das erste Jahr geschah in dem kleinen Keller des Hauses nicht viel. Die vier Medien ließen sich zweimal die Woche in Trance sinken und entwickelten lediglich ihre bereits im Vorfeld geschulten Fähigkeiten weiter. Im zweiten Jahr traten dann verschiedene physische Phänomene auf, die sich im August 1994 dann derart dramatisch zu entwickeln begannen, dass Robin und Sandra Foy klar wurde: Die geistige Welt wollte sich mit ihnen weit intensiver und weitreichender präsentieren, als sie es in der Vergangenheit jemals mit Menschen getan hatte. Die Scole Group läutete damit eine neue Ära der Zusammenarbeit mit Kräften der geistigen Welt ein. Ihre erreichten Resultate hatte es in dieser Form noch nie gegeben.

Im Winter 1994 schaltete sich dann die Gesellschaft für die Erforschung physischer Phänomene ein (Society for Psychical Resarch, London), die von der Scole Group gehört hatte. Man begann, während fünf Jahren die Geschehnisse um die Gruppe genau zu kontrollieren und zu dokumentieren. Herausgekommen sind über tausend Stunden fortlaufende, dokumentierte Kommunikation und Zusammenarbeit mit der geistigen Welt. Alles wissenschaftlich begleitet und kontrolliert.

Das ganze Experiment hier zu beschreiben, sprengt den Rahmen. Darum gebe ich wieder nur ein paar wenige Beispiele. Doch lege ich dir ans Herz, die in diesem Kapitel angegebenen Quellen zu kontaktieren und nachzuforschen. Mach dir dein eigenes, unabhängiges Bild des Experiments und dessen Tragweite.

Die Scole Experimental Group schaffte es in ihrem fünfjährigen Projekt mit einer revolutionären Art von „Energie", greifbare Objekte aus der Geistigen Welt herzustellen. Der Begriff „greifbare Objekte" bedeutet Dinge, die für unsere Sinne oder unsere Instrumente erkennbar sind. Sichtbare Manifestationen, Lichter, Geräusche, Berührungen, Geschmäcker und Gerüche. Einige der greifbaren Objekte nahmen die Form von

Nachrichten an, die auf fotografischen Filmen, Tonband und Videoband übertragen wurden.

Das Ziel der Scole Experimental Group war es aber, nicht nur einzelne greifbare Objekte zu produzieren, sondern eine so große Anzahl und Vielfalt, dass die Wissenschaftler dieser Welt aufhorchen müssen. Was auch geschah. Zu den kontrollierenden Wissenschaftlern gehörten Elektroingenieure, Astrophysiker, Kriminologen, Psychologen und Mathematiker. Sie waren am meisten an den fotografischen Filmen interessiert, die von der geistigen Welt in kompletter Dunkelheit belichtet wurden, da die Zeit und das Herstellungsverfahren dieser Filme einfach kontrolliert werden konnten.

Man muss sich das so vorstellen: Auf einen Tisch legt man eine Holzkiste mit Vorhängeschloss. In der Kiste ist ein Kodak Fotofilm, neu und originalverpackt platziert. Um den Tisch herum sitzen die vier Medien, die sich in einen Trance-Zustand versetzen. Ein Medium ist das „Hauptmedium", das direkt mit einem Kommunikator aus der geistigen Welt arbeitet, die anderen unterstützen das Hauptmedium. Der sich in der Kiste befindliche Fotofilm wird weder vor noch während der gesamten Sitzungszeit berührt, geschweige denn ausgepackt und/oder in eine Kamera eingelegt. Nach der Session wird der Film dann unter Beobachtung der Wissenschaftler aus der Kiste genommen, ausgepackt und gleich vor Ort entwickelt. Wenn in einem solchen Fall dann Porträts, Bilder oder Texte in Mikroschrift zu finden sind, ist das definitiv etwas, das unmöglich von Menschenhand produziert worden sein kann.

Auf den direkt nach den Trance Sessions der Scole Group entwickelten Filmen fanden sich Objekte, einzelne Worte in allen möglichen Sprachen, Fragmente aus Bildern, Fotos von Gesichtern und Orten oder einfach ein paar Flecken. Dafür fanden die Wissenschaftler keine Erklärung. Sie gingen darum erst von einem genialen Trick aus. Das Ganze musste ein Fake sein. Denn weder ist es möglich, Filme in kompletter Dunkelheit zu belichten, noch können Objekte fotografiert werden, die nicht existieren. Sie schlugen darum vor, zusätzliche Vorsichtsmaßnahmen zu ergreifen. Um Betrug auszuschließen, brachten die Kontrolleure ihre eigenen Filme mit – neu und originalverpackt. Für die Dauer der Sitzung steckten sie diese Filmrollen in eine Box mit Vorhängeschloss. Wenn die geistige Welt die Filme belichtet, dann müsste das auch geschehen, wenn die Filme in einer verschlossenen Box liegen.

Trotz verschlossener Box erschienen wiederum Bilder auf den Filmen. Aber jetzt waren sie ein bisschen anders. Statt nur Fotos von Gesichtern und Orten zu sein, waren es kryptische Botschaften, Hinweise auf Rätsel, zu denen die Beobachter eingeladen wurden. Es fanden sich Texte von bekannten Persönlichkeiten und Autoren in der jeweiligen Handschrift des Betreffenden und mit Unterschrift. Die Schriften wurden mit Originaldokumenten der betreffenden Personen verglichen, die in Museen und Archiven zu finden waren und die Übereinstimmungen ließen keinen Zweifel zu. Die auf die Filme gebannten Schriftstücke sind echt und jeweils Jahre und Jahrzehnte nach dem Ableben des Autors verfasst.
Die geistige Welt kehrte dafür die allgemein gültige Verfahrensweise zum Belichten eines Fotofilms um. Es

wurde nicht die Schrift oder ein Objekt beleuchtet, sondern quasi alles drum herum mit Licht ausgemalt und die Schrift oder das Objekt leer belassen. Das ist ein Verfahren, das wir Menschen mit unserer Technologie nicht imstande sind, zu produzieren. Sowieso nicht, wenn die Filmrollen in ungeöffneten Originalverpackungen, eingeschweißt in Plastikfolie und in einer verschlossenen Kiste aufbewahrt werden. Wie soll das gehen?

Das für mich eindrücklichste Beispiel für die Sinnhaftigkeit der Experimente ist eine detaillierte Bauanleitung, die ein Geistwesen auf einen Fotofilm projiziert hat. Eine Anleitung, um ein Gerät herzustellen, mit dem die direkte Kommunikation mit der geistigen Welt verbessert wird. Ein Telefon ins Jenseits!

Am Ende des Bauplans identifizierte ein der Wissenschaft bekanntes Kürzel den Urheber des Plans. Es handelte sich dabei nicht um Alexander Graham Bell, den vermeintlichen Erfinder des uns bekannten Telefons, sondern um Thomas Edison, den Erfinder der Glühlampe.

Dieser war bereits zu Lebzeiten an spiritistischen Themen interessiert und hatte seine Idee, einen Apparat zu bauen, mit dem mit der Geisterwelt kommuniziert werden kann, schon damals öffentlich gemacht. 1931 starb Edison und 1996, fünfundsechzig Jahre nach seinem Tod, sendet er, im Rahmen der Scole Experimente, den Bauplan für seinen Apparat. Das ist abgefahren, oder nicht? Vor allem, weil es keinen Zweifel daran gibt und der Bauplan tatsächlich von Edison kommt. Wie es scheint, arbeitet der geniale Erfinder heute noch an seinen Projekten.

Später wurden noch mehr erstaunliche Bilder auf Videobändern empfangen und Nachrichten wurden auf Tonband übertragen. Objekte wurden materialisiert, Lichter tanzten und solide Wesen erschienen vor skeptischen Beobachtern und – das ist für mich das Bedeutendste an den Experimenten überhaupt – es geschahen während der Experimente auch immer wieder Heilphänomene (Quelle: www.thescoleexperiment.com).

Bücher zum Thema:
The Scole Experiment by Grant & Jane Solomon, ISBN 978-1-906815-5.
The Scole Report by Montague Keen, Arthur Ellison & David Fontana, ISBN 978-1-908421-00-5.
Witnessing the Impossible by Robin Foy, ISBN 978-0-956065100.

Die einzigartigen und revolutionären Beweise, die das Scole Experiment lieferte, legen nahe, dass ein solider wissenschaftlicher Überlebensnachweis nach dem Tod nicht in weiter Ferne liegt, sondern der Beweis dafür schon lange erbracht ist. Wir sterben nicht.

Und wenn Meister Edison, nach seinem Ableben auf der Erde noch immer weiter an seinen Projekten arbeitet, sogar aus dem Jenseits Baupläne sendet, dann tun das unzählige Heiler und Ärzte auch. Intuitives Trance Healing und Intuitive Trance Medialität haben also Zukunft, denn sie sind die Basis für konkrete Zusammenarbeit von Medien im Diesseits mit Ärzten, Heilern und allerlei Helfern der geistigen, nicht materiellen Welt.

Die Beweise des Scole Experimentes als real anzuerkennen, hat wissenschaftlich gesehen unvermeidliche und weitreichende Konsequenzen für uns alle. Die Sache ist darum definitiv als gesellschaftlich relevant anzusehen. Wir können nicht so tun, als ginge uns das nichts an. Unsere Geschichtsschreibung und alle wissenschaftlichen Erkenntnisse sind den Bach runter. Alle die behaupten, so etwa gebe es nicht oder es sei nicht bewiesen oder nicht relevant, liegen schlichtweg falsch.

Für mich ist es von großer Bedeutung, dass wir uns damit auseinandersetzen. Nicht, weil ich will, dass alle gleich denken. Darum geht's nicht. Jeder darf und soll glauben, was er will. Für mich hat es Bedeutung, weil ich dadurch mein Gefühl und was ich schon immer spürte, bestätigt erhalten habe.

Wenn ich mit meinem Freund aus der geistigen Welt zusammenschreibe, dann schreibt er mit mir. Wenn ich ihn spüre, ist er da. Wenn ich mit ihm lehre und Kurse führe, ist er präsent. Wenn ich Intuitives Trance Healing praktiziere, dann arbeitet mein Helferwesen mit meinem Energiefeld an meinen Klienten. Das ist für mich mittlerweile eine unumstößliche Tatsache.

Das Wesen aus meiner geistigen Welt ist ein guter Freund von mir und die Tür in die geistige Welt, in den heiligen Raum in meinem Herzen, steht ihm immer offen. Ich arbeite mit und für ihn und es fühlt sich an, als ob er mit mir für mich arbeitet. Dieses Gefühl gibt mir die Gewissheit, eins mit allem zu sein. Mit mir, mit der Welt um mich herum und mit allen Menschen. Dann bin ich.

Dieses besondere Gefühl wahrzuhaben, wünsche ich jedem Menschen. Das Gefühl, in sich zu Hause zu sein und nicht getrennt von etwas, sondern verbunden mit allem zu sein. In dieser Verbundenheit wird jede Tätigkeit zu etwas Besonderem und jede bewusste Handlung bewirkt etwas im Großen und Ganzen.

Früher dachte ich, dass ich nichts tun kann, gegen das Unglück in dieser Welt. Dass ich hilflos und meine Situation nicht zu ändern imstande bin. Heute weiß ich, dass ich zwar wenig gegen das Unglück, jedoch sehr viel für das Glück in dieser Welt tun kann. Meine Situation zu verändern, ist schwierig, doch kann ich mich selbst verändern und dadurch verändert sich meine Situation.

Das Einzige, was ich dafür tun muss, ist, mir die Zeit zu schenken und mich von meinem Helferwesen, von meinem geistigen Ich, von meinem geistigen Führer, von meinem höheren Selbst, meiner Seele oder von Gott persönlich in einen tiefenentspannten Zustand führen zu lassen. In der Absicht zu heilen, Gutes zu bewirken und meine Träume zu erfüllen. Veränderung wird geschehen. Allein die Beschäftigung mit Trance, mit veränderten Bewusstseinszuständen, bewirkt bereits Veränderungen und Resultate im Leben des Praktizierenden. Das habe ich für mich bewiesen und das haben die Scole Experimente wissenschaftlich hieb und stichfest belegt.

Es gibt keinen Grund, dir selbst nicht zu trauen. Wenn du fühlst, da ist mehr, als du im Außen siehst oder du vorgekaut erhältst, gib diesem Gefühl Raum. Beobachte es. Wenn du die Power in dir fühlst und mit deinem Leben auf diesem Planeten noch nicht abgeschlossen hast, mach dich auf den Weg. Stell die Dinge infrage. Insbesondere deine eigenen Taten. Schau in deinen Spiegel. Erkenne dich selbst. Erkenne dich an als den Körper bewohnende, gottähnliche und unsterbliche Seele und handle danach. Sei edel, hilfreich und gut. Sei Mensch.

Was wärst du ohne deine menschlichen Gefühle, deine Liebe und deine Zuneigung? Du wärst nicht komplett. Du brauchst nicht über allem stehen, dich immer unter Kontrolle haben. Du brauchst Fehler, die es nicht gibt und die Einsicht, nicht perfekt sein zu müssen. Denn was ist schon perfekt? Nichts. Weil es perfekt nicht gibt. Alles ist im Wandel und in permanenter Veränderung. Du genauso wie ich. Wir verändern uns gemeinsam. Jeder für sich und doch zusammen. Weil alle Menschen zusammengehören, alles Leben eins ist und sich alles immer verändert.

Verwirkliche dich und ich verwirkliche mich. Sei glücklich und ich bin glücklich. Liebe dich selbst aus ganzem Herzen. Nimm dich an und tu alles in deiner Macht Stehende, damit es dir gut geht. Freue dich über die Erfolge deiner Freunde, den Reichtum deines Chefs und sogar darüber, dass deine beste Freundin sich verliebt hat. Damit dir das Gleiche geschieht. Gleiches zieht Gleiches an. Und wenn alle um dich herum zu wissen scheinen, was sie wollen und du auch weißt, was du willst, nimm dir Zeit für dich und lass dich von deinem Helferwesen dabei unterstützen, dein Ziel zu erreichen. Auf deine dir eigene Art und Weise.
Wie das geht, das weißt du. Du kennst die Meisterschaft im Übersinnlichen und die Übungen, die es dazu benötigt.

Jetzt liegt es an dir, zu tun, was du dir wünschst. Vertraue dir. Du schaffst das. Und wenn du mal Unterstützung brauchst, du weißt, wo du mich findest.

Ich drücke dir die Daumen und wünsche mir sehnlichst, dass du dich überraschst und sämtliche deiner Vorstellungen und Erwartungen übertroffen werden. Werde, was du bist und in deinem Herzen schon immer warst – du.

Herzlich

Hampi van de Velde
www.trancehealing.ch

Danksagung

Danken möchte ich allen, die zu diesem Buch beigetragen haben. Meinen Lehrern für das Teilen ihres Wissens. Meinen Freunden für die langen Gespräche und Diskussionen bis in die frühen Morgenstunden. Meinen Klienten für ihr Vertrauen in mich und mein geistiges Team. Meinen Kursteilnehmern und Studenten für ihr Dasein, ihr Interesse und ihre Experimentierfreudigkeit. Meiner Frau Silvia für ihre Geduld und Ausdauer mit mir und meinen Projekten. Meinen Söhnen Daniel und Damian, die mich inspirieren und lieben, wie ich bin. Meinem Leben, dass es mich trägt, nährt und mir erlaubt, mich zu entfalten. Danke.